Fabien Leblond

EXPRESS WORKOUTS

MAXIMAL 10 MINUTEN

TRAINIEREN OHNE GERÄTE

Bibliografische Information der Deutschen Nationalbibliothek
Die Deutsche Nationalbibliothek verzeichnet diese Publikation in der Deutschen Nationalbibliografie.
Detaillierte bibliografische Daten sind im Internet über http://d-nb.de abrufbar.

Für Fragen und Anregungen
info@rivaverlag.de

Wichtiger Hinweis
Dieses Buch ist für Lernzwecke gedacht. Es stellt keinen Ersatz für eine individuelle medizinische Beratung dar und sollte auch nicht als solcher benutzt werden. Wenn Sie medizinischen Rat einholen wollen, konsultieren Sie bitte einen qualifizierten Arzt. Der Verlag und der Autor haften für keine nachteiligen Auswirkungen, die in einem direkten oder indirekten Zusammenhang mit den Informationen stehen, die in diesem Buch enthalten sind.

2. Auflage 2020

Nymphenburger Straße 86
D-80636 München
Tel.: 089 651285-0
Fax: 089 652096

Übersetzung: Ulrike Strerath-Bolz
Redaktion: Markus Born
Umschlaggestaltung: Marc-Thorben Fischer, Manuela Amode
Umschlagabbildung und alle Abbildungen im Innenteil: Denis Boulanger
Layout: Katja Muggli
Satz: Satzwerk Huber, Germering
Druck: DZS Grafik, Slowenien
Printed in the EU

ISBN Print 978-3-7423-1221-1
ISBN E-Book (PDF) 978-3-7453-0896-9
ISBN E-Book (EPUB, Mobi) 978-3-7453-0897-6

Fabien Leblonde

EXPRESS WORKOUTS

MAXIMAL 10 MINUTEN

TRAINIEREN OHNE GERÄTE

Die 90 besten Übungsreihen

riva

Inhalt

Einführung

Es versteht sich von selbst, dass es unmöglich ist, Fett abzubauen, Muskeln aufzubauen oder ganz einfach gesund zu bleiben, wenn man sich nicht bewegt.

Der Nutzen regelmäßiger körperlicher Aktivität ist kaum zu überschätzen – und doch hört man immer wieder diese oder ähnliche Entschuldigungen:

- Ich habe wenig oder keine Zeit.
- Ich habe kein Geld für die Mitgliedschaft in einem Fitnessstudio.
- Ich weiß nicht, welchen Sport ich treiben soll und wie.
- Ich habe nicht mehr als zehn Minuten pro Tag, das reicht ja nicht.
- Ich habe keine Geräte.

In diesem Buch schlage ich dir Übungseinheiten ohne Geräte vor, die nicht länger als zehn Minuten dauern, angepasst an alle Fitnessniveaus (für Personen mit einem eher sitzenden Alltag, für Amateursportler, für Profis), die du überall schnell ausführen kannst, selbst im Büro.

Warum Zeitmangel keine Entschuldigung ist

Jeder weiß heutzutage, dass körperliche Aktivität zahlreiche gesundheitliche Vorteile bringt. Bewegung ist gut fürs Herz, für die Gelenke, die Knochen und sogar fürs Gehirn. Der international angesehene amerikanische Neurologe David Perlmutter hat 2014 festgestellt, dass die Gehirnleistung – beispielsweise beim Lösen einer mathematischen Gleichung, beim Lesen eines Krimis oder einfach beim Nachdenken – besser ist, wenn man sich bewegt.

Allerdings wurde lange Zeit angenommen, dass man stundenlang trainieren muss, um gesund zu bleiben, abzunehmen oder Muskeln aufzubauen. Haben wir nicht alle schon gehört, dass man mindestens 40 Minuten laufen muss, bis die Fettverbrennung anspringt?

Dabei hat der kanadische Physiologe Martin Gibala schon 2007 gezeigt, dass zwei bis drei Trainingseinheiten mit hoher Intensität und zehn Minuten Dauer in der Woche den gleichen Nutzen bringen, was die Muskeln und das Herz-Kreislauf-System angeht, wie zwei bis drei mäßig schnelle Joggingrunden à 45 Minuten.

Auch Prof. Dylan Thompson von der Universität Bath in Großbritannien, der sich auf die Gesundheitseffekte körperlicher Aktivität spezialisiert hat, erklärt: »Der wichtigste Faktor ist die Intensität.«

Emmanuel Legeard, Spezialist für das Thema Kraftaufbau, spricht davon, dass in den ersten Minuten einer intensiven körperlichen Anstrengung die Konzentration des Blutplasmas und der Testosteronspiegel ansteigen. Das Testosteron wiederum wirkt anabol, das heißt, es hilft beim Muskelaufbau und beim Fettabbau.

Wenn du also unter Zeitmangel leidest, lautet die gute Nachricht: Nicht die Länge einer Übungseinheit entscheidet, sondern die Intensität.

Warum dein Trainingsstand keine Entschuldigung ist

Kann ich meine Übungen intensiver gestalten?

Wie wir noch sehen werden, kann die Intensität deines Trainings deine beste Verbündete sein, um deine Ziele zu erreichen, gerade wenn du wenig Zeit hast. Aber Achtung: Eine intensive Übungseinheit ist nicht gleichbedeutend mit Zwang. Im Gegenteil, es ist wichtig, dass du deine Grenzen respektierst, damit du keine Verletzungen riskierst. Du musst den richtigen Schwierigkeitsgrad finden, der zu deinem Trainingsstand passt. Deshalb bieten wir bei jeder Übungseinheit drei Schwierigkeitsgrade an: für Anfänger, Fortgeschrittene und Profis.

- Das **Programm für Anfänger** richtet sich an Personen, die viel sitzen und/oder Übergewicht haben und keinen Sport (mehr) treiben.
- Das **Programm für Fortgeschrittene** richtet sich an Personen, die schon einigermaßen trainiert sind und mehr oder weniger regelmäßig Sport treiben (zum Beispiel am Sonntag zum Joggen gehen) oder sich im Beruf viel bewegen.
- Das **Programm für Profis** richtet sich an gut trainierte Sportler.

Wenn du nicht so genau weißt, wo du stehst, steige beim Anfängerniveau ein.

Einige einfache Kriterien, die dir zeigen, dass du den richtigen Schwierigkeitsgrad gewählt hast:

- Du kannst die Übungseinheit in der angegebenen Zeit und mit den angegebenen Pausen durchführen, fühlst dich am Ende aber »alle«.
- Du schwitzt während des Ausdauertrainings und spürst, dass deine Herzfrequenz steigt.
- Du spürst, dass deine Muskeln gearbeitet haben (leichtes Ziehen oder Brennen).
- Du hast in den 24 bis 78 Stunden nach der Übungseinheit einen Muskelkater.

Natürlich musst du nicht alle diese »Symptome« nach jeder Übungseinheit spüren. Außerdem ist jeder Mensch anders. Es kann durchaus sein, dass du in den oberen Gliedmaßen auf Fortgeschrittenenniveau trainierst, während die unteren Gliedmaßen das Profiniveau brauchen, damit Trainingseffekte eintreten. Dann solltest du dich an diesen Stand anpassen.

Trotzdem rate ich jedem, vor dem Beginn des Trainings den Rat eines Arztes einzuholen. Das gilt insbesondere für ältere Personen, bei vorwiegend sitzender Lebensweise oder bei Vorerkrankungen.

Warum unsere Übungseinheiten sowohl Ausdauer- als auch Muskelaufbautraining enthalten

Es versteht sich von selbst, dass du während eines Ausdauertrainings – Laufen, Fahrradfahren, Fitnesstraining – Energie und damit Kalorien verbrauchst. Aber dieser Kalorienverbrauch beschränkt sich auf das Training selbst und die Zeit unmittelbar danach.

Du erreichst wesentlich mehr, wenn du den ganzen Tag und sogar in der Nacht sowie im Schlaf Kalorien verbrauchst. Dazu musst du aber deinen Grundumsatz erhöhen.

Mit Grundumsatz bezeichnet man den Energieverbrauch im Ruhezustand, also die Energiemenge, die nötig ist, damit dein Körper überhaupt funktioniert, unabhängig von der körperlichen Aktivität. Das bedeutet aber auch: Wenn dein Grundumsatz steigt, verbrauchst du schon im Ruhezustand mehr Energie (und damit mehr Zucker und Fett), also auch dann, wenn du auf dem Sofa liegst und einen Film anschaust, oder im Büro beim Beantworten deiner E-Mails.

Dieser Grundumsatz ist abhängig von deiner Größe, deinem Gewicht, deinem Alter, deiner Körperzusammensetzung, deinem Geschlecht und deiner genetischen Disposition. Er variiert stark von einer Person zur anderen.

Auch wenn einige dieser Faktoren nicht zu beeinflussen sind, gibt es eine gute Nachricht: Jeder kann seinen Grundumsatz steigern. Am einfachsten geht das, indem du Muskelmasse aufbaust. Denn deine Muskeln verbrauchen auch im Ruhezustand viel Energie. Deshalb spielt das Muskelaufbautraining eine so entscheidende Rolle bei jedem Training, das auf Gewichtsverlust abzielt.

Und all jene, die keine Bodybuilder werden wollen, sollten wissen, dass kein Grund zur Sorge besteht. Bei den in diesem Buch vorgeschlagenen Übungseinheiten arbeitest du nur mit dem eigenen Körpergewicht, und alle Übungen kombinieren Ausdauertraining mit Muskelaufbau. Du wirst also keine Riesenmuskeln aufbauen, sondern lediglich eine besser definierte Muskulatur bekommen.

Vergiss die Waage, schaue lieber in den Spiegel

Deine Waage zeigt dir nur das reine Gewicht, ohne sich um das Verhältnis zwischen Fettmasse und Muskelmasse zu kümmern. Es kann also gut sein, dass du nach einigen Wochen Training feststellst, dass du kein Gewicht verlierst. Das kann sehr demotivierend sein, so sehr, dass du aufhören willst. Dabei hast du vielleicht Fett abgebaut, was die Waage aber nicht zeigt, weil du gleichzeitig Muskeln aufgebaut hast. Dein Herz, deine Gelenke und auch dein Rücken danken es dir.

Die Waage ist also kein gutes Kontrollinstrument.

Worauf du achten solltest, ist dein Spiegelbild, deine Silhouette. Irgendwann wirst du selbst oder werden Menschen in deiner Umgebung feststellen, dass du straffer wirkst, dass deine Körperspannung besser wird, dass dein Bauch flacher und fester geworden ist. Und was sich ebenfalls ändert, ist dein Wohlbefinden. Du wirst dich bald stärker, energiegeladener und ausdauernder fühlen, und auch kleine Zipperlein wie zum Beispiel Rückenschmerzen werden allmählich nachlassen.

Der Aufbau der Übungseinheiten

Wie funktioniert das Ganze? Wie kann man mithilfe von so kurzen Übungseinheiten Gewicht verlieren und Muskeln aufbauen?

Jedes Training, jede Anstrengung und Erholung folgen einer wichtigen Logik. Deshalb solltest du die Parameter beachten, wenn du trainierst. Denn damit du Gewicht verlieren und Muskeln aufbauen kannst, folgen die Workouts einem strengen Aufbau. Für maximale Effizienz spielen wir mit verschiedenen Variablen. Einige Beispiele:

- Zunächst solltest du wissen, dass jede unserer Einheiten Übungen für die großen Muskelgruppen enthält: Quadrizeps, Rückenmuskeln, Gesäßmuskeln. Bei diesen Übungen wird eine Vielzahl von Muskeln gleichzeitig trainiert. Bei einer Übung beispielsweise trainierst du deine Gesäßmuskeln, den Quadrizeps, die Oberschenkelmuskulatur, die Muskeln im Lendenbereich, die Bauchmuskeln und einige andere. Diese komplexen Übungen, die viele Muskeln gleichzeitig trainieren, sorgen für einen hohen Kalorienverbrauch und für den Aufbau von Muskeleiweiß.

- In unseren Übungen wechseln wir das Tempo. Beim Push-up, wenn wir dich auffordern, die untere Position ein paar Sekunden zu halten, wird die Bewegungsenergie verteilt, die beim Absenken aufgebaut wurde (Beugen der Arme). Es wird also schwieriger, wieder nach oben zu kommen. Dieser Kraftgewinn bei sehr langsamer Bewegung macht die Anstrengung intensiver und sorgt für einen maximalen Muskelaufbau.
- Wir spielen auch mit dem Prinzip gehaltener Anspannung, um dem Muskel keine Möglichkeit zu geben, sich zwischen den Wiederholungen zu entspannen. Auch hier kann der Push-up als Beispiel dienen, bei dem weder am obersten noch am untersten Punkt Halt gemacht wird.
- Weiterhin spielen wir mit dem Bewegungsumfang. Je größer die zurückgelegte Distanz bei einer Übung ist, desto mehr Muskelfasern werden eingesetzt und desto anstrengender wird die Bewegung. Du brauchst für einen halben Squat nun mal mehr Muskelfasern als für einen Viertelsquat. Außerdem spielt der Bewegungsumfang eine große Rolle bei der Stärkung deiner Sehnen.
- Wir lassen relativ wenig Erholungszeit zwischen den Übungen, um die Glykogenspeicher der Muskeln zu leeren. So wird die Bildung von neuem Muskeleiweiß gefördert und Muskelmasse aufgebaut. Bei den letzten, härtesten Wiederholungen wird ein Maximum an Muskelfasern eingesetzt.

Alle diese Variablen machen deine Übungen besonders effizient.

Da du wenig Zeit hast, ist nicht die Dauer der Übungen dein wichtigster Verbündeter, sondern die Intensität und Qualität unter Berücksichtigung aller Hinweise, die du bei den Übungen bekommst.

Schlussendlich stützen sich alle unsere Übungen auf ein Grundkonzept, das in jedem Fall für Fortschritt sorgt: die Vielfalt. Denn wenn du stets dieselben Übungen wiederholst, gewöhnt sich dein Körper daran und der Trainingseffekt lässt nach. Gerade deshalb ist es wichtig, immer wieder Abwechslung ins Training zu bringen. So machst du gute Fortschritte und entgehst der Langeweile, die irgendwann dazu führen kann, dass du aufhörst.

Wie viele Übungseinheiten pro Woche?

Um Fett ab- und Muskeln aufzubauen, brauchst du mindestens drei Einheiten pro Woche.

Andererseits bringt schon eine einzige Zehn-Minuten-Einheit pro Woche mehr als nichts. Du wirst dabei zwar kaum Fett ab- und Muskeln aufbauen können, aber du tust deinem Herzen, deinen Gelenken, deiner Lunge und letztlich deinem gesamten Körper etwas Gutes. Und das wirst du spüren.

Sei auch nicht zu ehrgeizig. Ich rate davon ab, jeden Tag zu trainieren, einfach weil die Gefahr besteht, dass du dich irgendwann langweilst und das Training ganz aufgibst. Um echte Fortschritte zu machen, brauchst du auf jeden Fall mehrere Wochen Training. Es bringt also nichts, jeden Tag zu trainieren und nach zwei Wochen aufzuhören. Lieber mache zwei bis vier Einheiten pro Woche über einen längeren Zeitraum.

Um motiviert zu bleiben, sorge selbst für Abwechslung, zum Beispiel so:

- Ortswechsel: Du kannst zu Hause, am Strand, im Garten, im Park und so weiter trainieren.
- Trainingspartner: Vielleicht trainierst du gern mit ein paar Freunden. Auch deine Kinder kannst du einbeziehen und sie zum Beispiel die Zeit messen lassen.
- Wechsel der Umgebung: Trainiere mal mit Musik oder ganz früh am Morgen, wenn alles noch still ist.

Es geht darum, möglichst viel Abwechslung in dein Training zu bringen, sodass es dir Freude macht und Langeweile gar nicht erst aufkommen kann.

Ernährung

In diesem Buch geht es zwar nicht speziell um deine Ernährung, aber wir wollen dennoch daran erinnern, dass Bewegung allein nicht genug ist. Wenn deine Ernährung nicht ausgewogen ist, wirst du das überflüssige Fett nicht los.

Einige Regeln für alle Übungen

- Vor dem Training lies bitte die gesamte Anleitung durch.
- Denke daran, dich schwungvoll zu bewegen, um die Effizienz zu steigern. Beim Push-up solltest du bei jeder Wiederholung mit der Nase den Boden berühren; bei Squats gehe so tief hinunter, dass deine Oberschenkel im rechten Winkel zu den Unterschenkeln stehen.
- Trainiere dynamisch. Je schneller du die Bewegung durchführst, desto mehr Muskelfasern setzt du ein.
- Halte bei Squats, Sprüngen und Seitwärtsbewegungen den Rücken gerade. Schau geradeaus und zieh den Bauch ein.
- Mache bei Push-ups und ähnlichen Übungen kein Hohlkreuz.
- Aktiviere deinen Beckenboden, der deine inneren Organe stützt. Das tust du mit der gleichen Bewegung, wie wenn du Urin zurückhalten müsstest.
- Atme in die Anstrengung hinein aus und beim Loslassen wieder ein.
- Bei allen Übungen, für die du einen Tisch oder Stuhl brauchst, vergewissere dich vor dem Training, dass das Gerät stabil ist und fest steht.

Wenn du während einer Übung ein unangenehmes Gefühl oder gar Schmerzen empfindest, höre auf, unabhängig vom angeratenen Übungsablauf.

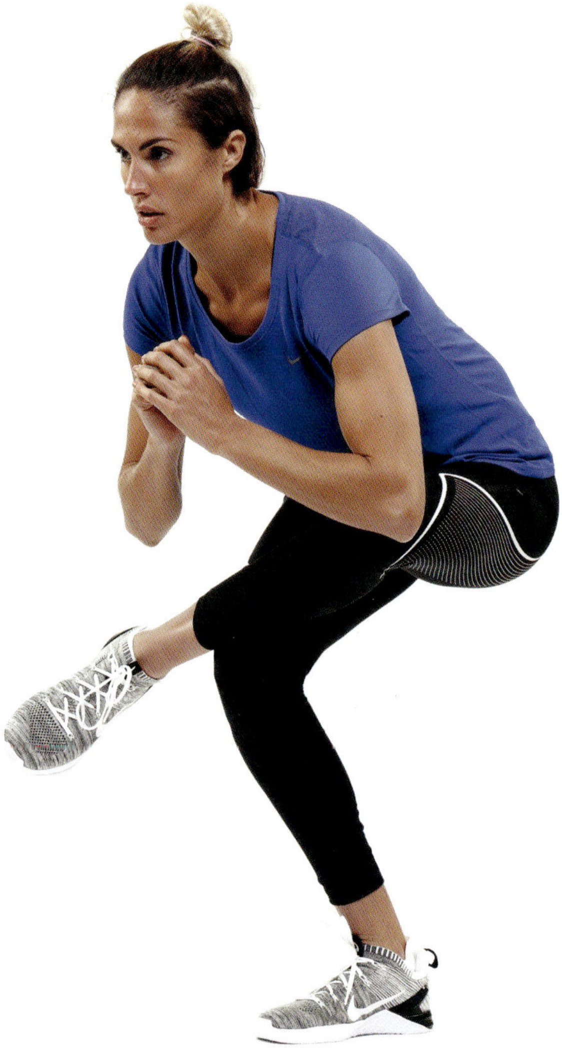

PROGRAMM FÜR ANFÄNGER

Warm-up

Trizeps

Brust + Trizeps

Brust

Brust + Bauch

Schultern + Brust

Rücken

Bizeps

Beine

Ganzer Körper

Bauch

WARM-UP Warm-up 1

2 Minuten

1.

15 Sekunden • **Armkreisen rechts**

2.

15 Sekunden • **Armkreisen links**

3.

15 Sekunden • **Push-up gegen eine Wand**

4.

15 Sekunden • **Arme heben**

Diese Übungsreihe 2-mal durchführen.

Hinweis

Arme heben: Mit seitlich ausgestreckten Armen beginnen und beide gleichzeitig über den Kopf heben. Dann wieder absenken bis zur horizontalen Stellung.

1 2

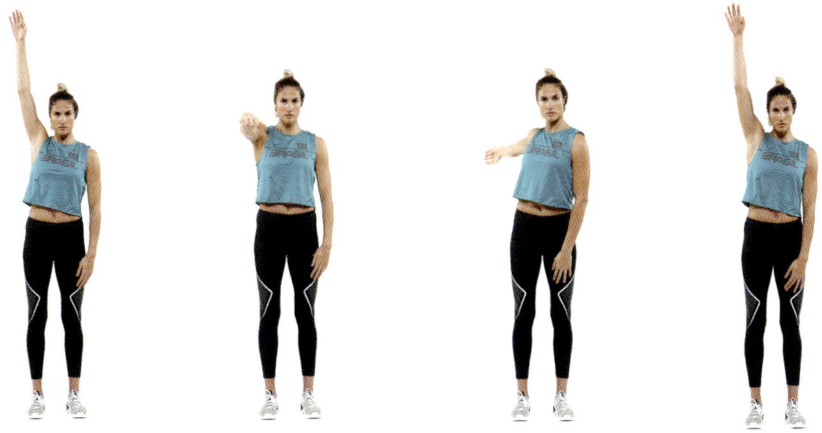

3

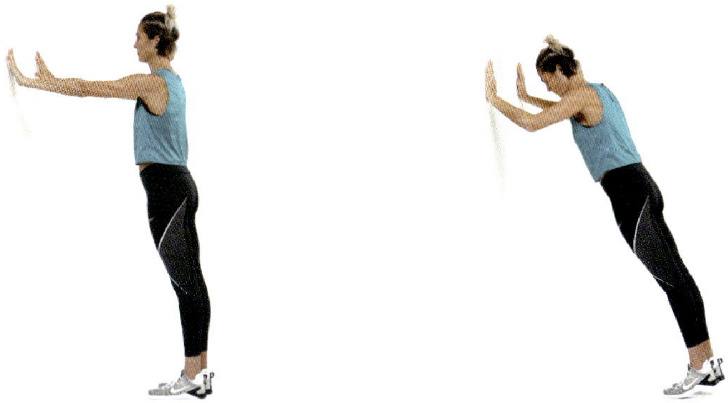

4

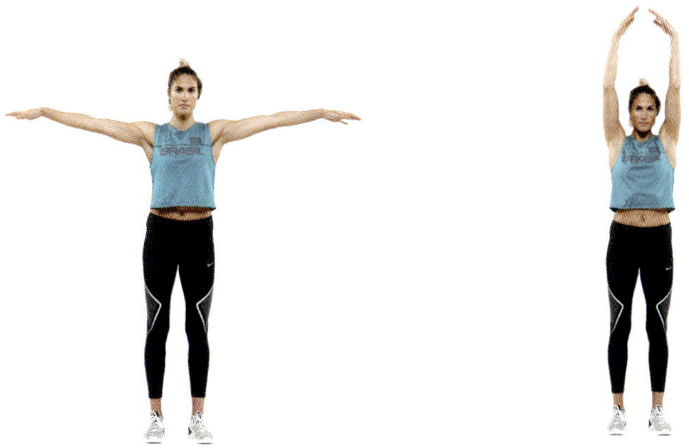

WARM-UP Warm-up 2

3 Minuten

1.

15 Sekunden • **Marschieren am Platz**

2.

15 Sekunden • **Fersen zum Gesäß beim Marschieren am Platz**

3.

15 Sekunden • **Knieheben beim Marschieren am Platz**

4.

15 Sekunden • **Squats**

Diese Übungsreihe 3-mal durchführen.

1

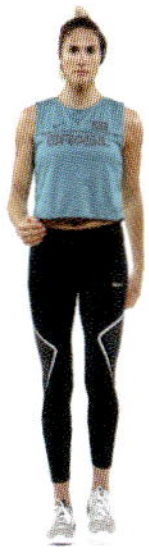

2

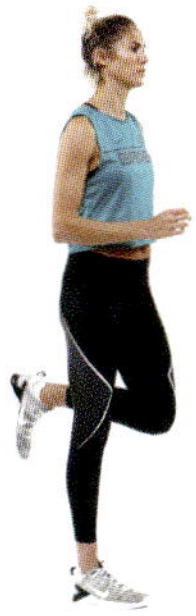

3

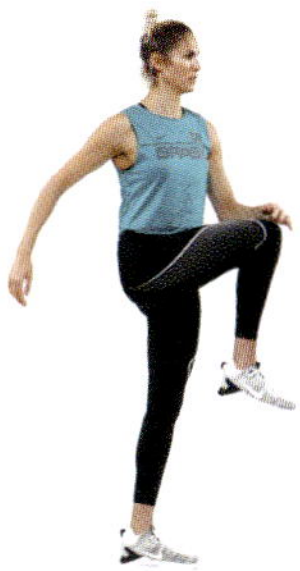

4

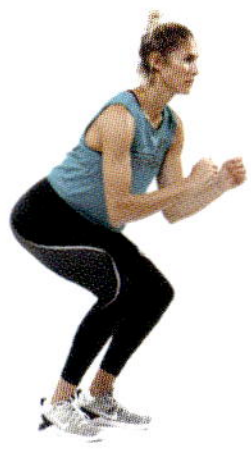

WARM-UP Warm-up 3

2 Minuten

1.

10 Sekunden • **Arme heben**

2.

10 Sekunden • **Knieheben beim Marschieren am Platz**

3.

20 Sekunden • **Squats**

4.

20 Sekunden • **Push-up gegen eine Wand**

Diese Übungsreihe 2-mal durchführen.

Hinweis

Arme heben: Mit seitlich ausgestreckten Armen beginnen und beide gleichzeitig über den Kopf heben. Dann wieder absenken bis zur horizontalen Stellung.

1

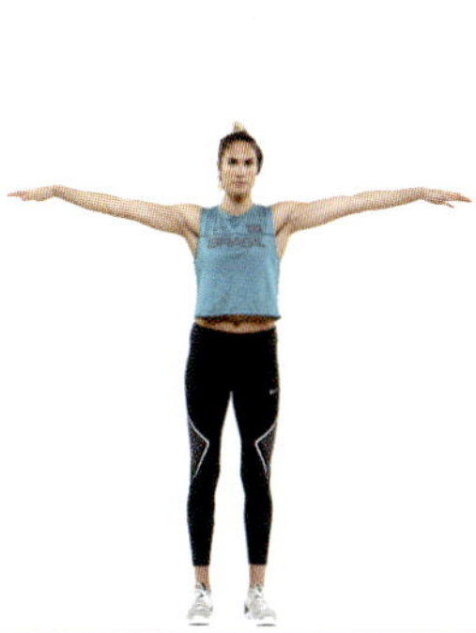

2

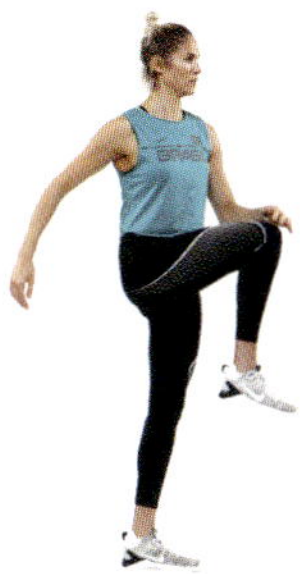

3

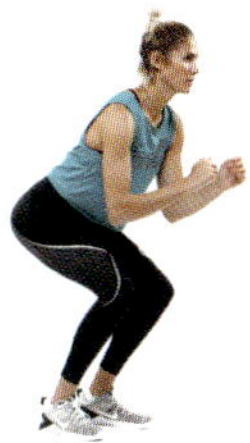

4

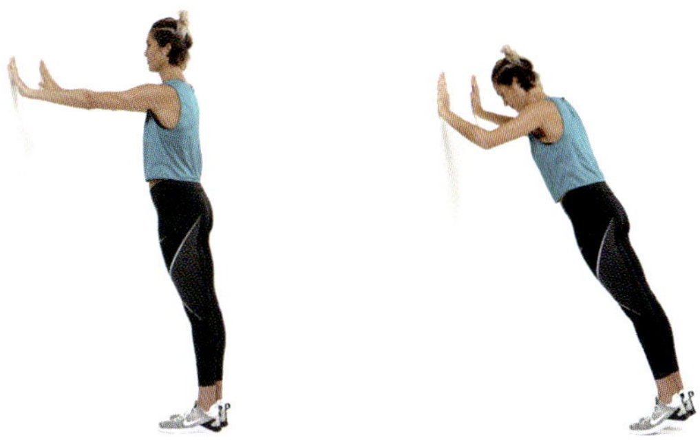

WARM-UP Warm-up 4

1 Minute

1.

30 Sekunden • **Oberkörper drehen**

2.

30 Sekunden • **Oberkörper drehen und Knieheben**

Diese Übungsreihe nur 1-mal durchführen.

Hinweise

Oberkörper drehen: Die Knie nach vorn gerichtet halten und den Radius allmählich steigern.

1

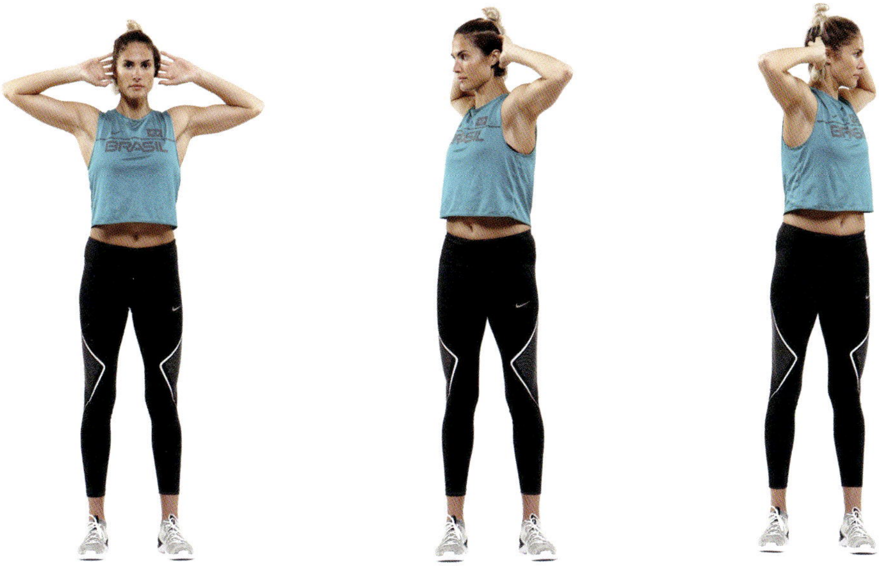

2

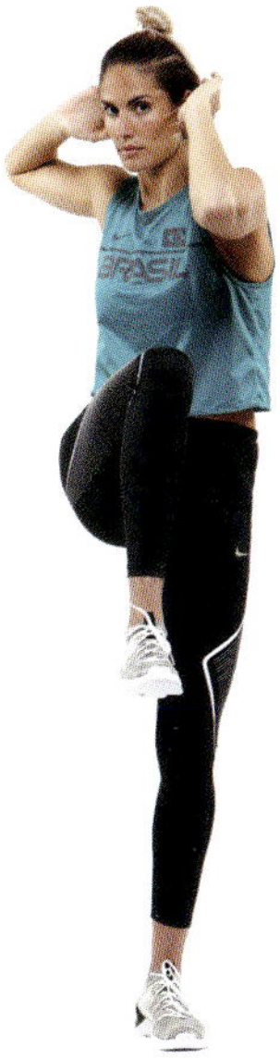

TRIZEPS Workout 1

7 Minuten

2 Minuten • **WARM-UP 1** • Siehe Seite 16f.

1.

15 Sekunden • **Push-up auf den Knien** • 15 Sekunden Pause

2.

15 Sekunden • **Trizepsstütz gegen eine Wand** • 15 Sekunden Pause

Diese Übungsreihe 7-mal wiederholen. Das Training mit Cool-down 1 beenden.

Hinweise

Push-up auf den Knien: Die Hände weniger breit aufgestellt als die Schultern. Die Ellbogen bleiben nah am Körper.

Trizepsstütz gegen eine Wand: Unterarme und Hände flach an eine Wand legen. Mit den Händen schieben, bis die Arme gestreckt sind.

1

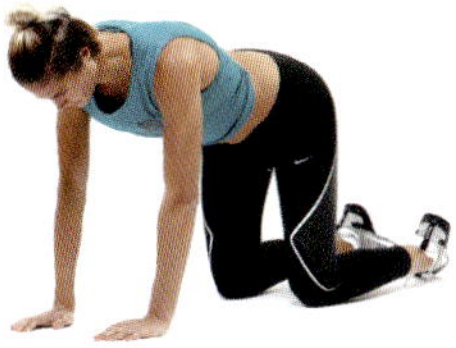

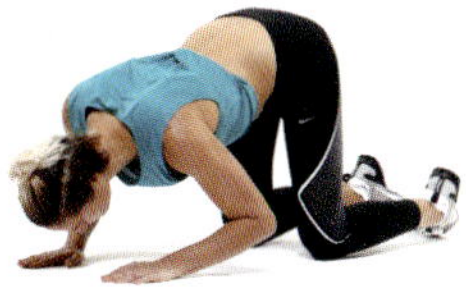

Auf allen vieren, Füße auf dem Boden, oder mit aufgestützten Knien und gekreuzten Füßen, je nach Niveau

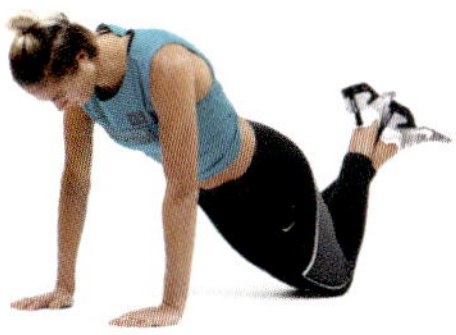

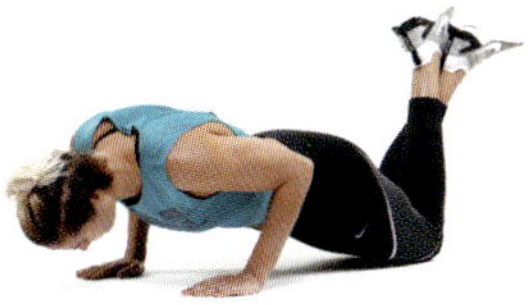

2

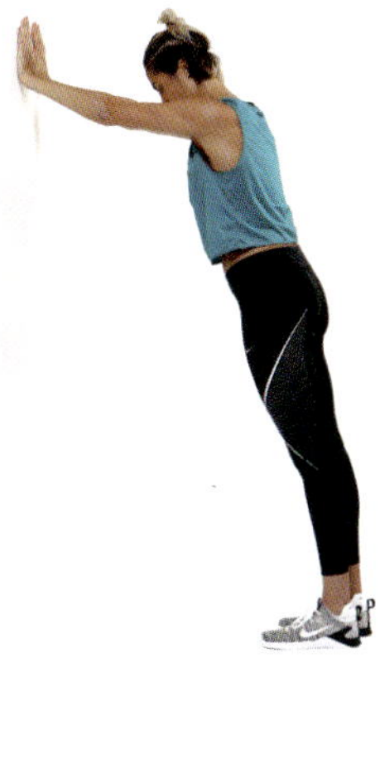

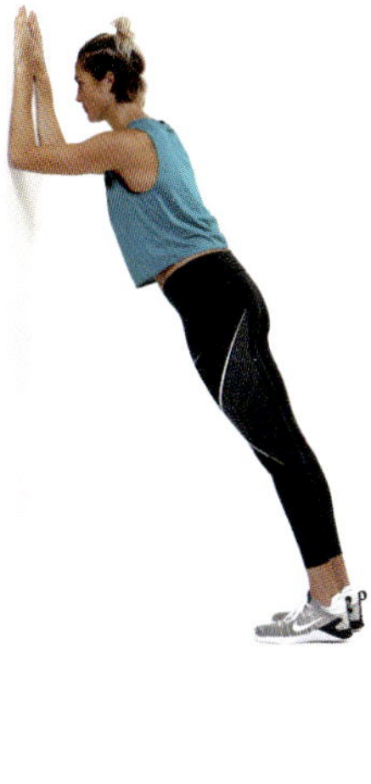

TRIZEPS Workout 2

7 Minuten

2 Minuten • **WARM-UP 1** • Siehe Seite 16f.

1.

15 Sekunden • **Push-up auf den Knien** • 15 Sekunden Pause

2.

15 Sekunden • **Dips, Füße auf dem Boden und Hände auf einem Stuhl** • 15 Sekunden Pause

Diese Übungsreihe 7-mal wiederholen. Das Training mit Cool-down 1 beenden.

Hinweise

Push-up auf den Knien: Die Hände stehen enger als die Schultern, die Ellbogen bleiben nah am Körper.

1

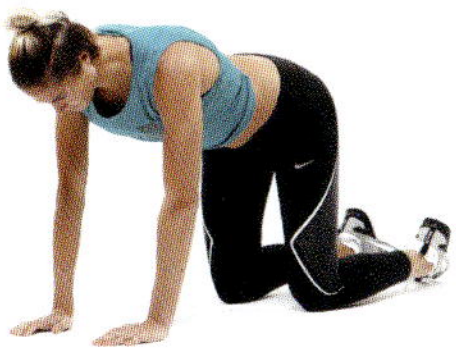
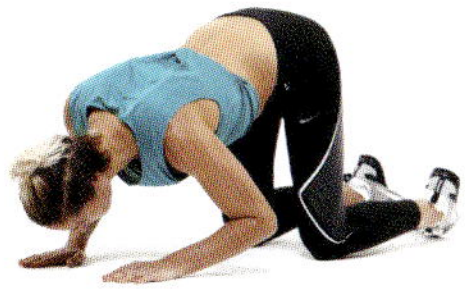

Auf allen vieren, Füße auf dem Boden, oder mit aufgestützten Knien und gekreuzten Füßen, je nach Niveau

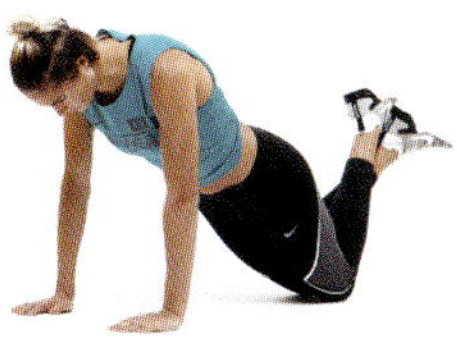
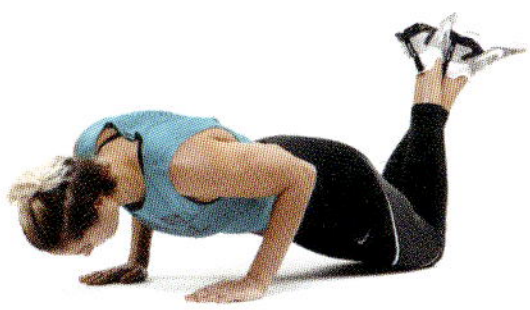

2

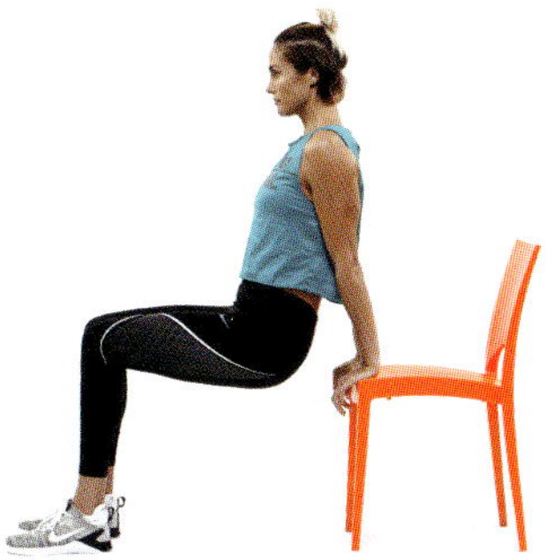
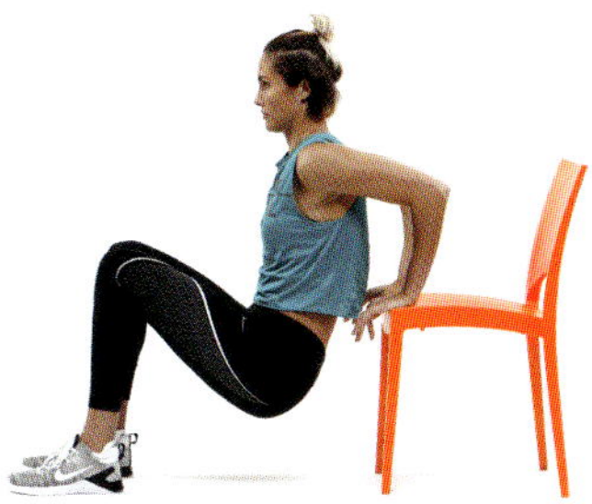

BRUST + TRIZEPS **Workout 3** 7 Minuten

2 Minuten • **WARM-UP 1** • Siehe Seite 16f.

1.

30 Sekunden • **Push-up mit langsamem Absenken** • 30 Sekunden Pause

Diese Übung 7-mal wiederholen. Das Training mit Cool-down 1 beenden.

Hinweis

Push-up: Das Absenken in Zeitlupe durchführen (3 Sekunden), um möglichst viele Muskelfasern zum Einsatz zu bringen. Schnell und kraftvoll wieder hochdrücken. Beim Absenken den Boden mit der Nase (auf allen vieren) oder mit der Brust (bei gekreuzten Füßen) berühren.

1

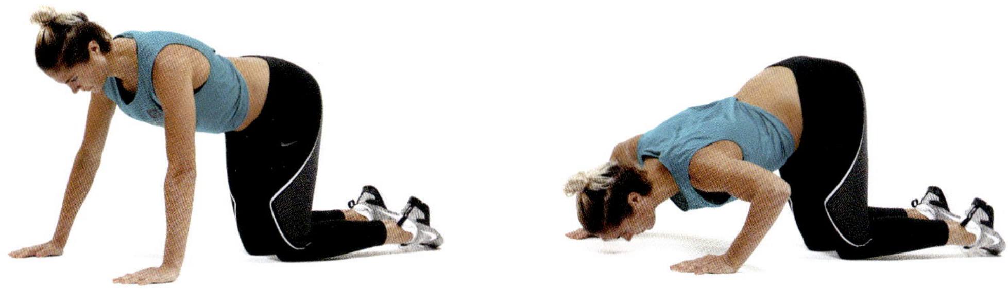

Auf allen vieren, Füße auf dem Boden, oder mit aufgestützten Knien und gekreuzten Füßen, je nach Niveau

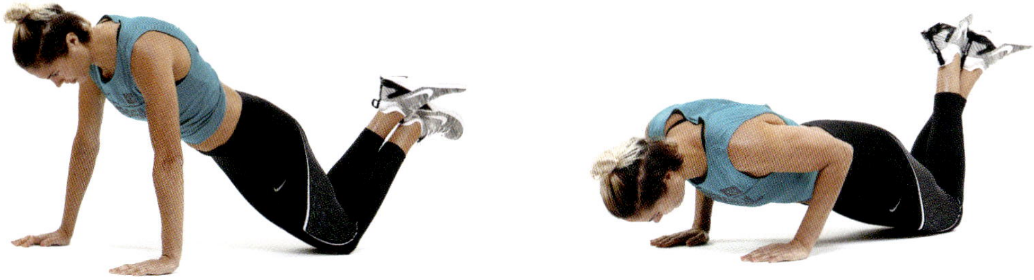

BRUST + TRIZEPS **Workout 4** 7 Minuten

2 Minuten • **WARM-UP 1** • Siehe Seite 16f.

1.

30 Sekunden • **Push-up mit 2 Sekunden Halten am untersten Punkt** • 30 Sekunden Pause

Diese Übung 7-mal wiederholen. Das Training mit Cool-down 1 beenden.

Hinweis

Push-up: So tief wie möglich absenken und die Position 2 Sekunden lang halten, ohne mit der Brust den Boden zu berühren. Dann kräftig mit den Armen abstoßen, um wieder hochzukommen.

1

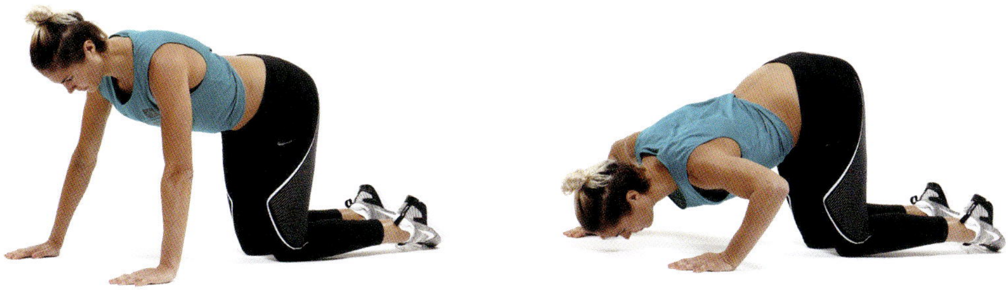

Auf allen vieren, Füße auf dem Boden, oder mit aufgestützten Knien und gekreuzten Füßen, je nach Niveau

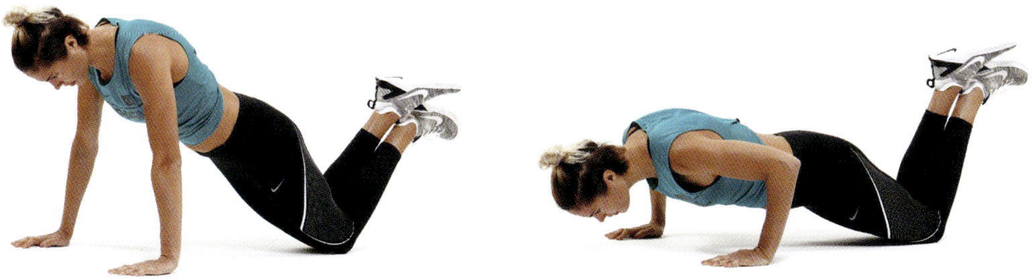

BRUST + TRIZEPS **Workout 5** 7 Minuten

2 Minuten • **WARM-UP 1** • Siehe Seite 16f.

1.

30 Sekunden • **Push-up mit langsamem Hochkommen** • 30 Sekunden Pause

Diese Übung 7-mal wiederholen. Das Training mit Cool-down 1 beenden.

Hinweis

Push-up: Bei jeder Wiederholung so tief wie möglich gehen und langsam wieder hochdrücken (3 Sekunden), um möglichst viele Muskelfasern zum Einsatz zu bringen.

1

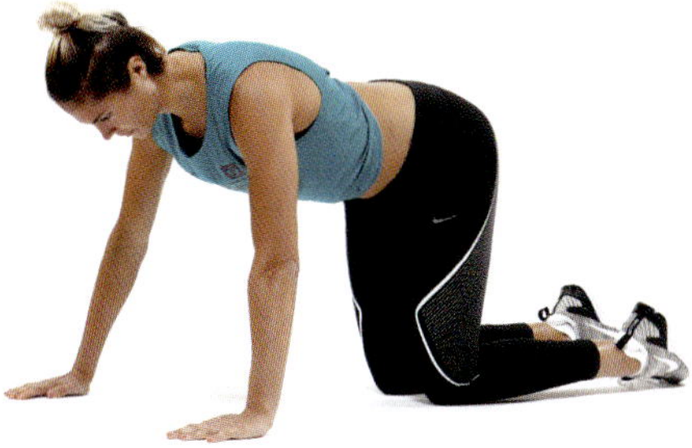
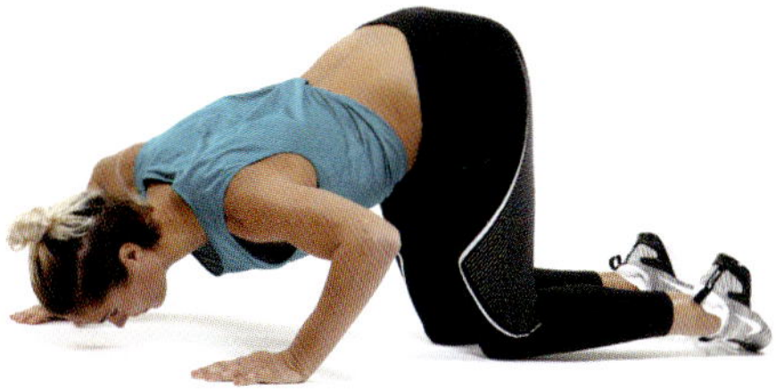

Auf allen vieren, Füße auf dem Boden, oder mit aufgestützten Knien und gekreuzten Füßen, je nach Niveau

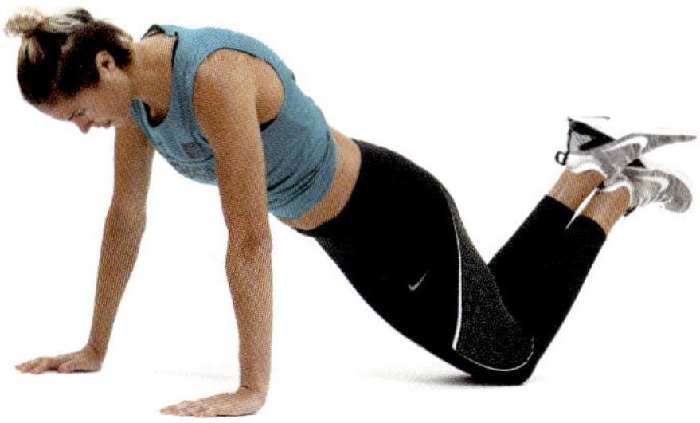
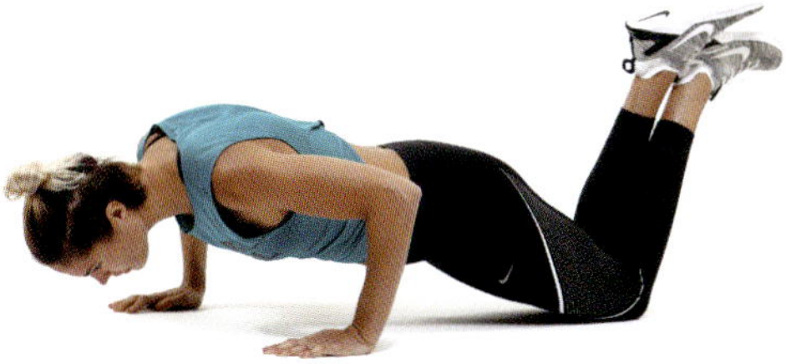

BRUST + TRIZEPS Workout 6

7 Minuten

2 Minuten • **WARM-UP 1** • Siehe Seite 16f.

1.

10 Sekunden • **Push-up, Teilwiederholung unten**

2.

10 Sekunden • **Push-up, Teilwiederholung oben**

3.

10 Sekunden • **Push-up, vollständiger Radius** • 30 Sekunden Pause

Diese Übungsreihe 7-mal wiederholen. Das Training mit Cool-down 1 beenden.

Hinweise

Push-up, Teilwiederholung unten: In der Liegestützposition ganz unten beginnen und nur bis auf halbe Höhe hochdrücken, um die Muskeln unter Spannung zu halten.

Push-up, Teilwiederholung oben: Mit gestreckten Armen beginnen und nur auf halbe Höhe absenken. Am Ende folgen 10 Sekunden klassische Push-ups.

1 2 3

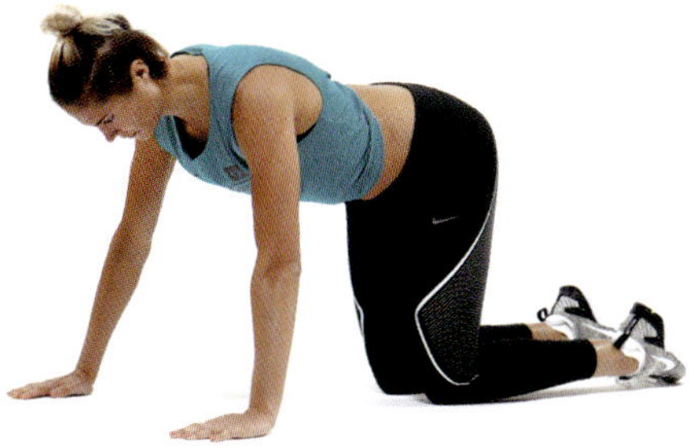 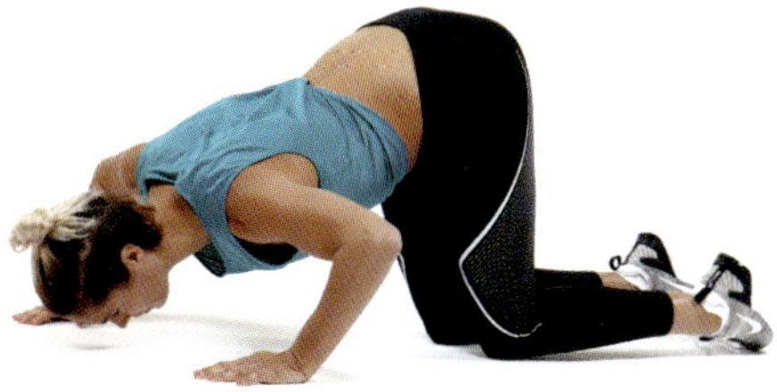

Auf allen vieren, Füße auf dem Boden, oder mit aufgestützten Knien und gekreuzten Füßen, je nach Niveau

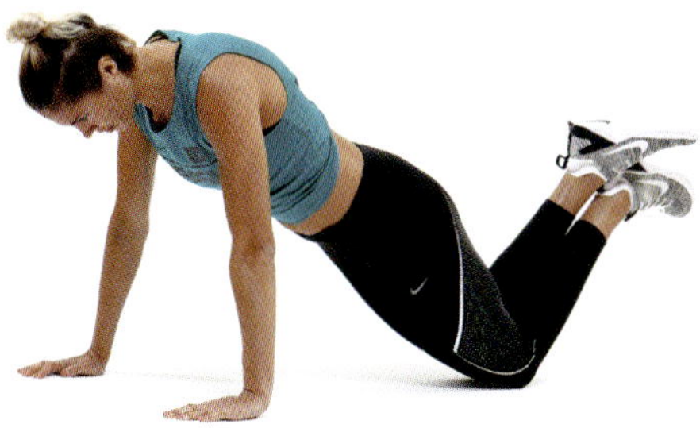 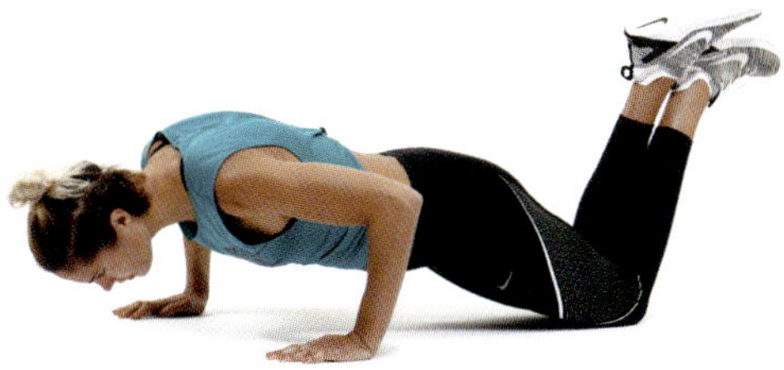

BRUST + TRIZEPS **Workout 7** 7 Minuten

2 Minuten • **WARM-UP 1** • Siehe Seite 16f.

1.

15 Sekunden • **Push-up auf den Knien** • 5 Sekunden Pause

2.

15 Sekunden • **Trizepsstrecken, rechts** • 5 Sekunden Pause

3.

15 Sekunden • **Trizepsstrecken, links** • 5 Sekunden Pause

Diese Übungsreihe 7-mal wiederholen. Das Training mit Cool-down 1 beenden.

Hinweise

Push-up auf den Knien: Die Hände stehen enger als schulterbreit, die Ellbogen bleiben nah am Körper.

Trizepsstrecken: Eine Wasserflasche in die Hand nehmen, die Ellbogen sind hinter der Schulter. Ellbogen strecken und beugen, ohne die Schulter zu bewegen.

1

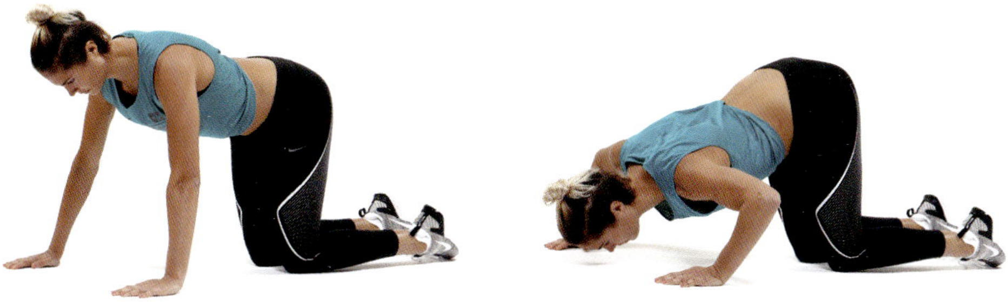

Auf allen vieren, Füße auf dem Boden, oder mit aufgestützten Knien und gekreuzten Füßen, je nach Niveau

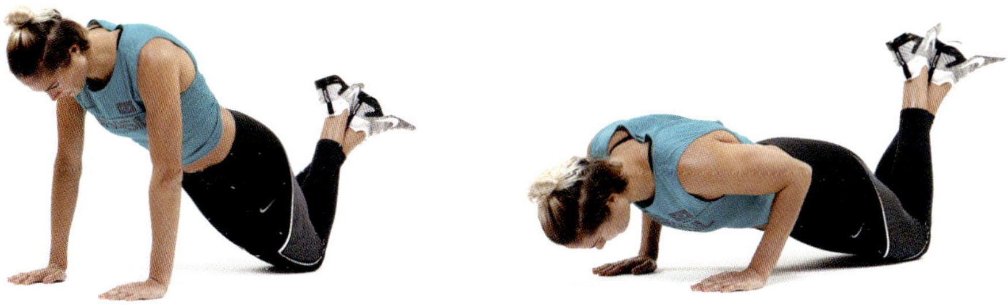

2 **3**

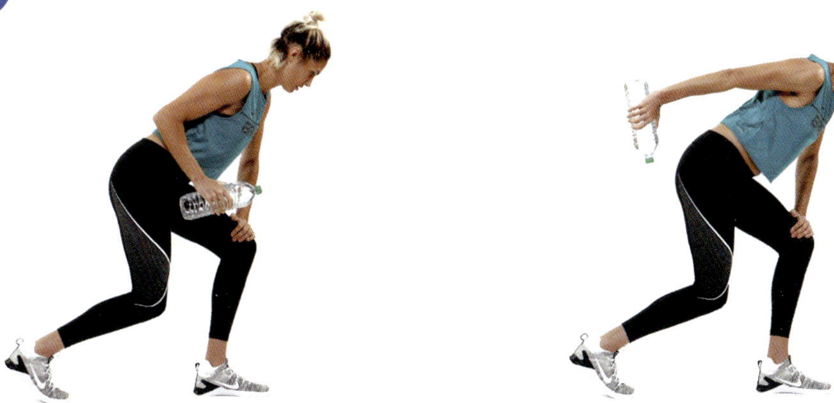

BRUST Workout 8

7 Minuten

2 Minuten • **WARM-UP 1** • Siehe Seite 16f.

1.

15 Sekunden • **Breiter Push-up, isometrisch** • 15 Sekunden Pause

2.

15 Sekunden • **Breiter Push-up ohne Pause** • 15 Sekunden Pause

Diese Übungsreihe 7-mal wiederholen. Das Training mit Cool-down 1 beenden.

Hinweise

Push-up isometrisch: Die Arme weit über die Schulterbreite hinaus ausbreiten. Die Ellbogen zum rechten Winkel beugen und halten.

Push-up ohne Pause: Die Arme sind etwas mehr als schulterbreit aufgestellt. Push-up ausführen, ohne anzuhalten, sodass die Muskeln angespannt bleiben.

1

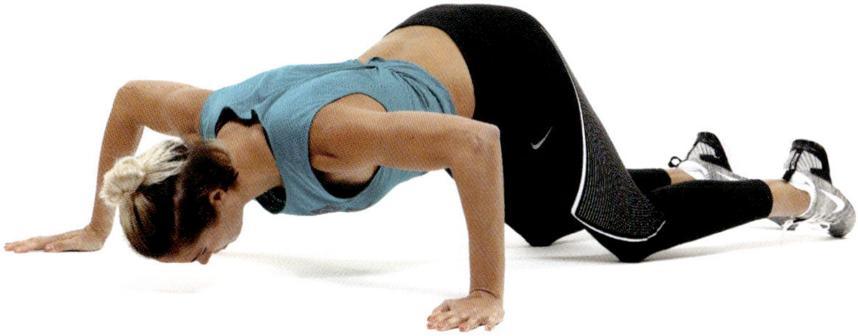

2

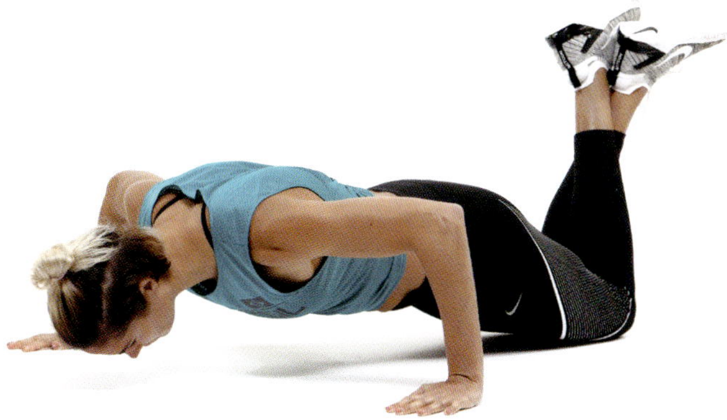

Auf allen vieren, Füße auf dem Boden, oder mit aufgestützten Knien und gekreuzten Füßen, je nach Niveau

BRUST + BAUCH **Workout 9** 7 Minuten

2 Minuten • **WARM-UP 1** • Siehe Seite 16f.

1.

20 Sekunden • **Spiderman Push-up**

2.

10 Sekunden • **Brett** • 30 Sekunden Pause

Diese Übungsreihe 7-mal wiederholen. Das Training mit Cool-down 1 beenden.

Hinweise

Spiderman Push-up: Ein Knie anheben und so weit zur Seite ziehen, dass das Knie den Ellbogen auf der gleichen Seite berührt. Bei jeder Wiederholung die Seite wechseln.

Brett: Die Position mit gestreckten Armen halten, die Füße aufgestellt, die Hände genau unter den Schultern. Bauch und Beckenboden anspannen.

1

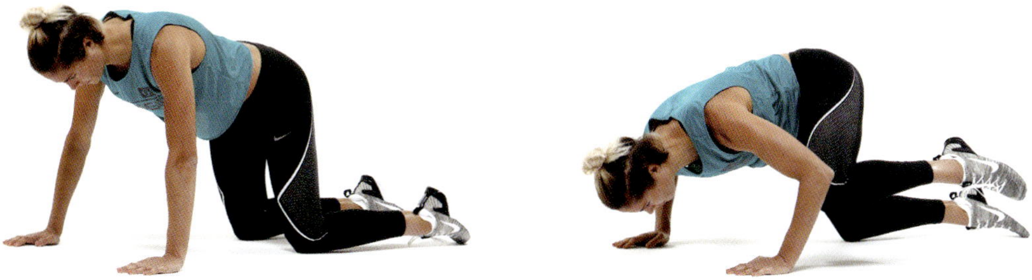

Auf allen vieren, Höhe je nach Niveau

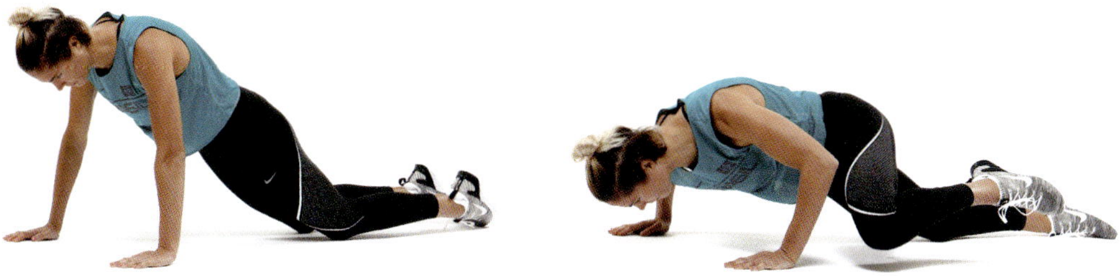

2

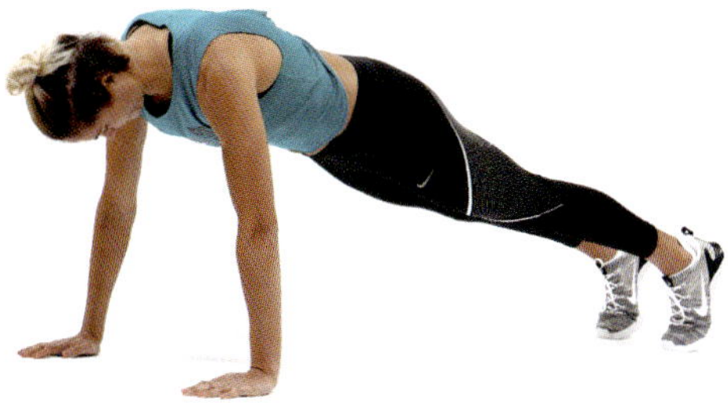

SCHULTERN + BRUST

Workout 10 7 Minuten

2 Minuten • **WARM-UP 1** • Siehe Seite 16f.

1.

30 Sekunden • **Push-up + Up and Down** • 30 Sekunden Pause

Diese Übung 7-mal wiederholen. Das Training mit Cool-down 1 beenden.

Hinweis

Push-up + Up and Down: Aus dem Vierfüßlerstand vor einem Step einen Push-up ausführen. Die rechte Hand auf den Step heben, gefolgt von der linken Hand. Die rechte Hand wieder auf den Boden bringen, dann die linke, neuer Push-up. Und wiederholen.

1

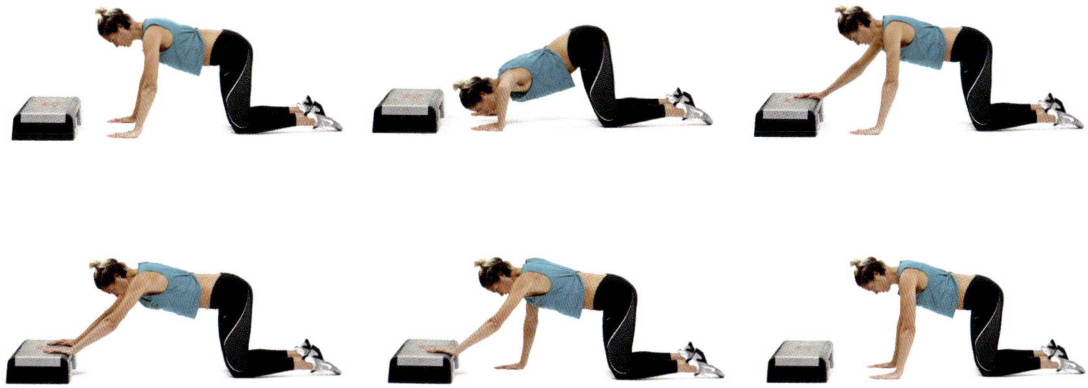

Auf allen vieren, Füße auf dem Boden, oder mit aufgestützten Knien und gehobenen Füßen, je nach Niveau

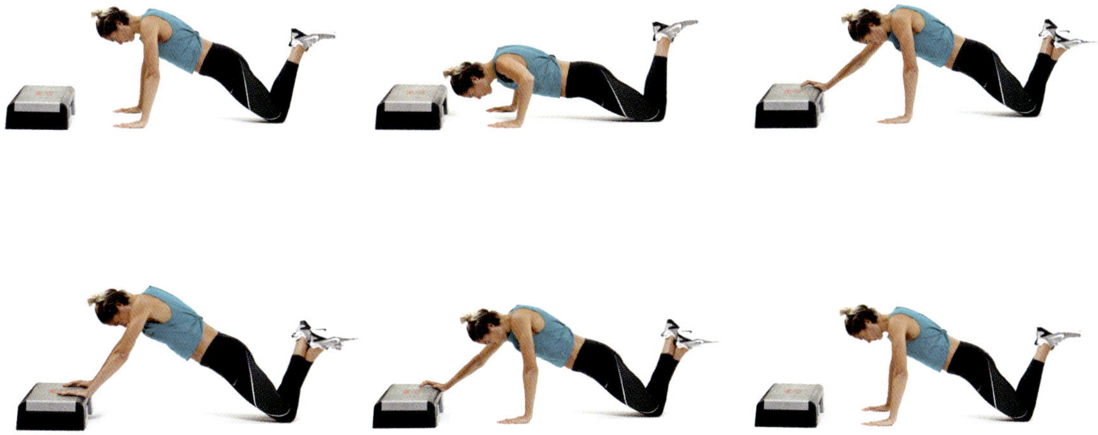

SCHULTERN + BRUST **Workout 11** 7 Minuten

2 Minuten • **WARM-UP 1** • Siehe Seite 16f.

1.

15 Sekunden • **Push-up, Knie auf einem Step** • 15 Sekunden Pause

2.

15 Sekunden • **Plank mit gestreckten Armen** • 15 Sekunden Pause

Diese Übungsreihe 7-mal wiederholen. Das Training mit Cool-down 1 beenden.

Hinweis

Plank mit gestreckten Armen: Dieselbe Position wie beim Push-up. Die Hände nach vorn schieben und die Position halten. So weit nach vorn schieben wie möglich. Je weiter, desto intensiver die Wirkung. Bauch und den Beckenboden anspannen.

1

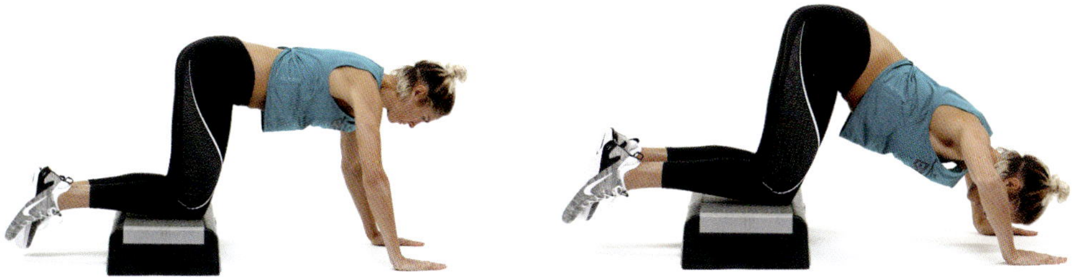

Auf allen vieren, Füße auf dem Boden, oder mit aufgestützten Knien und gehobenen Füßen, je nach Niveau

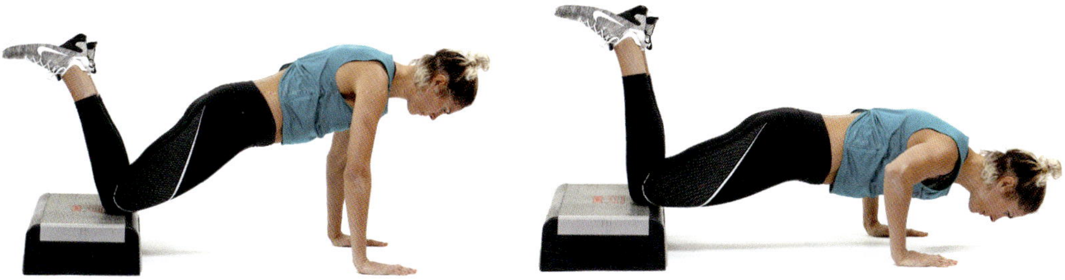

2

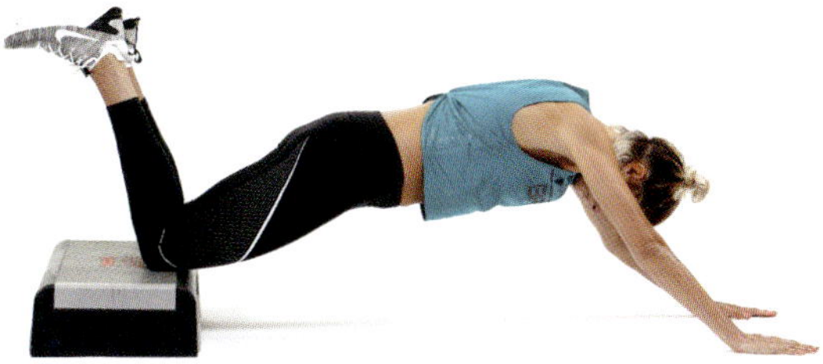

RÜCKEN Workout 12

7 Minuten

2 Minuten • **WARM-UP 1** • Siehe Seite 16f.

1.

20 Sekunden • **Schwimmer** • 10 Sekunden Pause in der Zeit, die du brauchst, um aufzustehen und die Flaschen zu nehmen

2.

20 Sekunden • **Fliegen** • 10 Sekunden Pause in der Zeit, die du brauchst, um sich wieder hinzulegen

Diese Übungsreihe 7-mal wiederholen. Das Training mit Cool-down 1 beenden.

Hinweise

Schwimmer: Ausgestreckt auf dem Bauch liegen, Füße ausgestreckt, Arme nach vorn gestreckt und vom Boden abgehoben. Beide Arme beugen und so weit nach hinten führen wie möglich, sodass die Schulterblätter fest zusammengezogen werden. Dann die Arme wieder nach vorn strecken. Die Arme nicht auf dem Boden ablegen.

Fliegen: In jeder Hand eine 1,5-Liter-Wasserflasche halten. Nach vorn beugen, Rücken gerade (Gesäßmuskeln anspannen, um den Rücken zu stützen). Mit leicht gebeugten Ellbogen die Flaschen in die Horizontale und die Schulterblätter fest zusammenziehen. 1 Sekunde in dieser Position bleiben und die Arme wieder absenken.

1

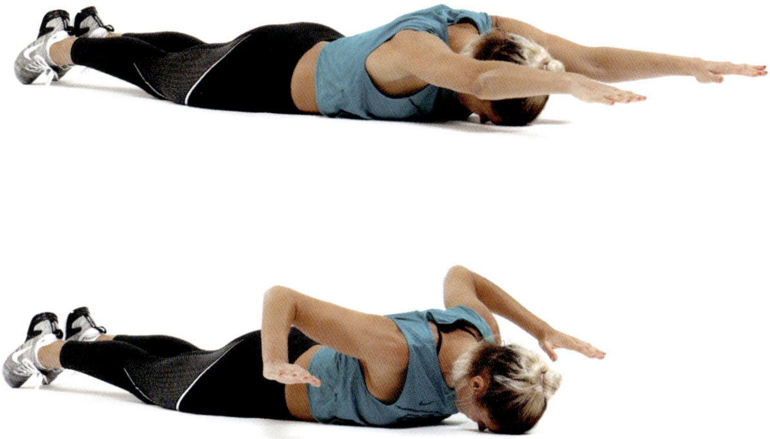

2

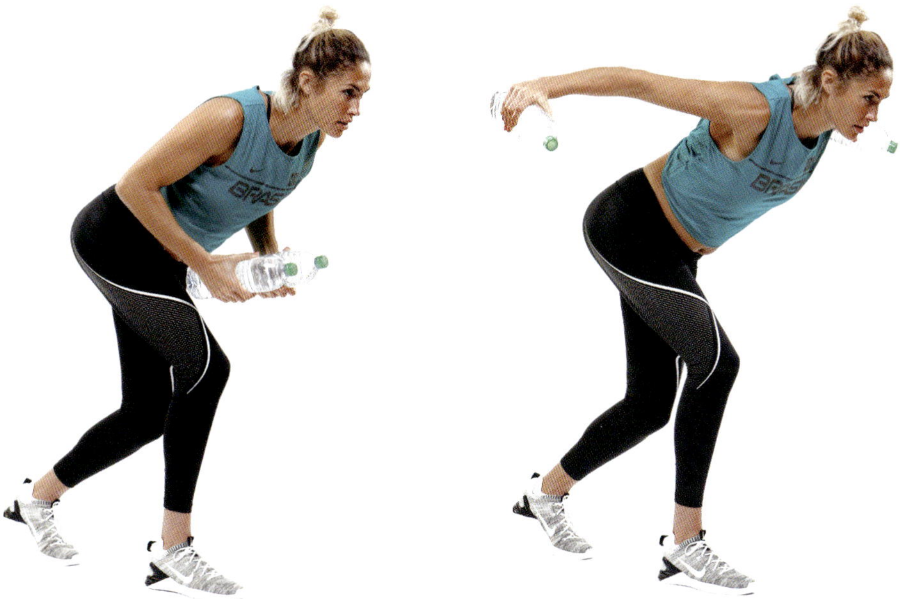

BIZEPS Workout 13

7 Minuten

2 Minuten • **WARM-UP 1** • Siehe Seite 16f.

1.

30 Sekunden • **Chin-up am Tisch** • 30 Sekunden Pause

Diese Übung 7-mal wiederholen. Das Training mit Cool-down 1 beenden.

Hinweise

Chin-up: Auf dem Rücken unter einem Tisch liegen, die Füße aufgestellt, die Beine gebeugt. Mit gestreckten Armen an der Tischkante festhalten, dann die Arme beugen, um so hoch wie möglich zu kommen. Das Gesäß bleibt dabei angespannt. Wieder absenken, bis der Rücken auf dem Boden liegt. 1 oder 2 Sekunden warten und dann erneut anheben. Vergewissere dich, dass der Tisch stabil ist, bevor du anfängst!

1

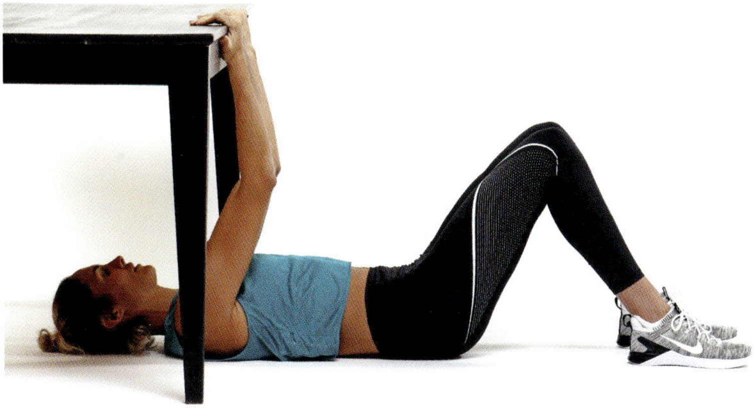

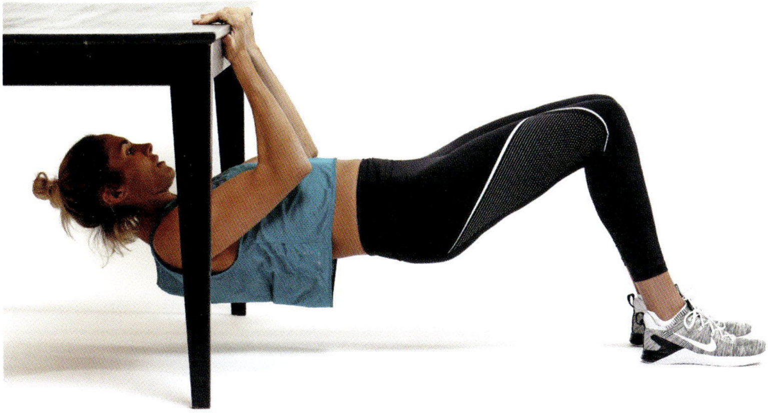

BEINE Workout 14

6 Minuten

3 Minuten • **WARM-UP 2** • Siehe Seite 18f.

1.

20 Sekunden • **Squats mit Kick**

2.

20 Sekunden • **Knieheben, diagonal** • 20 Sekunden Pause

Diese Übungsreihe 6-mal wiederholen. Das Training mit Cool-down 2 beenden.

Hinweise

Squats mit Kick: Knie beugen und so weit heben, dass das rechte Knie die linke Hand berührt. Bei jeder Wiederholung wechseln.

Knieheben, diagonal: Die rechte Hand mit dem linken Knie berühren und umgekehrt, dynamische Bewegung.

1

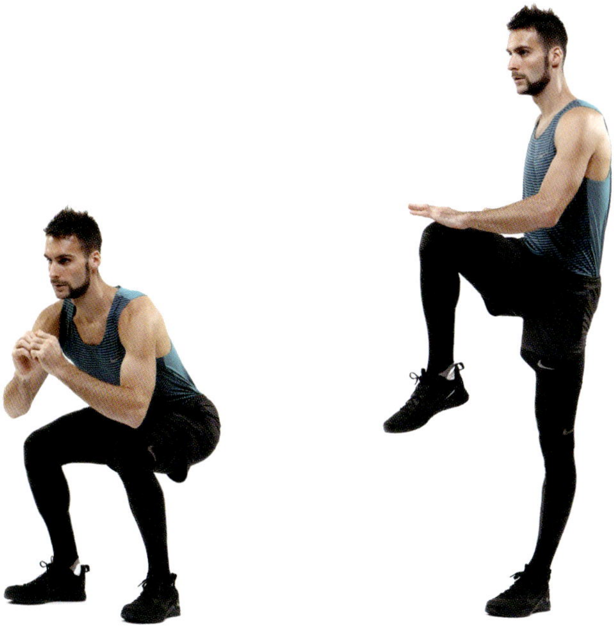

2

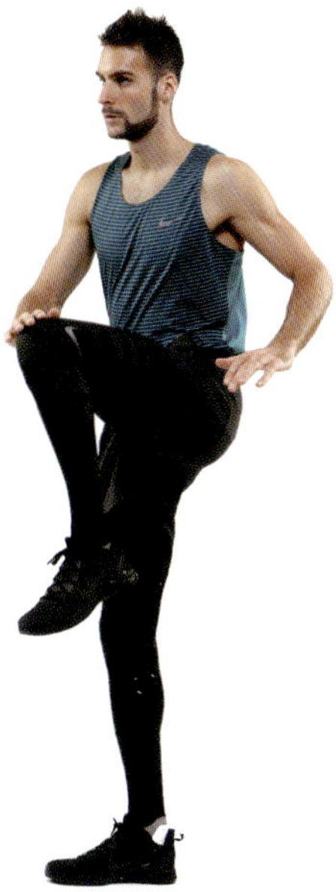

BEINE Workout 15

6 Minuten

3 Minuten • **WARM-UP 2** • Siehe Seite 18f.

1.

15 Sekunden • **Stuhl**

2.

15 Sekunden • **Dynamische Side Steps**

3.

15 Sekunden • **Dynamisches Knieheben am Platz** • 15 Sekunden Pause

Diese Übungsreihe 6-mal wiederholen. Das Training mit Cool-down 2 beenden.

Hinweise

Stuhl: Einen Squat ausführen und die unterste Position halten. Je tiefer, desto mehr Muskelfasern werden eingesetzt.

Side Steps: Mit geschlossenen Füßen beginnen, dann den rechten Fuß zur Seite stellen und zurückkommen. Dann den linken Fuß.

Knieheben: Die Arme mitnehmen, um die Intensität zu erhöhen. Den linken Ellbogen nach vorn, wenn das rechte Knie gehoben wird, und umgekehrt. Bauch anspannen.

1

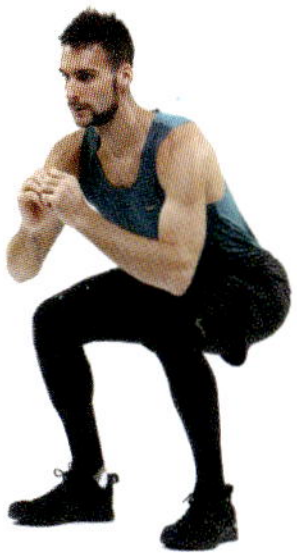

2

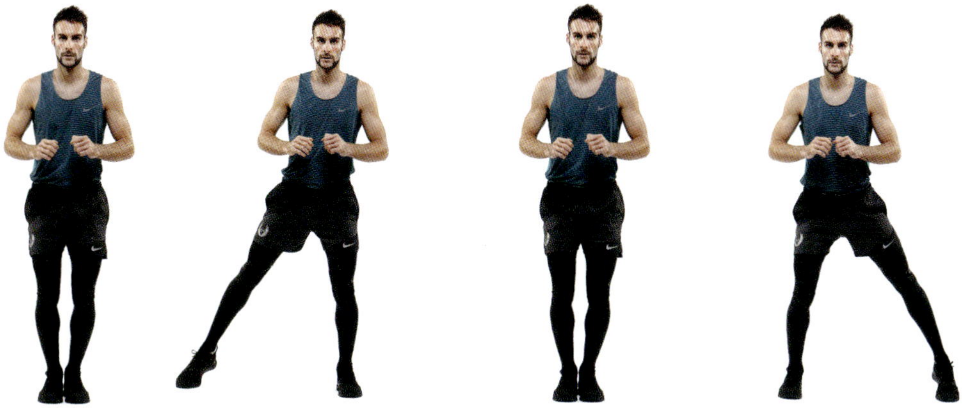

3

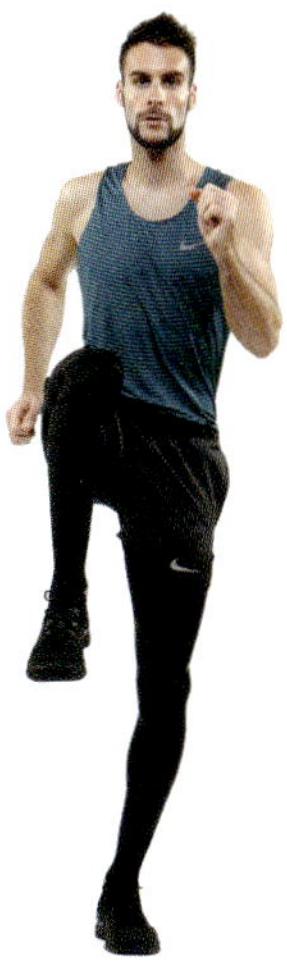

BEINE Workout 16

6 Minuten

3 Minuten • **WARM-UP 2** • Siehe Seite 18f.

1.

20 Sekunden • **Sumo Squat, stato-dynamisch**

2.

20 Sekunden • **Abwechselndes Knieheben** • 20 Sekunden Pause

Diese Übungsreihe 6-mal wiederholen. Das Training mit Cool-down 2 beenden.

Hinweise

Sumo Squat: Die Beine möglichst weit auseinanderstellen, die Füße leicht nach außen. In den halben Squat gehen, 2 Sekunden halten, dann wieder kraftvoll nach oben schieben und auf die Zehenspitzen kommen, um auch die Waden zu einzusetzen.

Knieheben: Mit gespreizten Beinen beginnen. Das linke Knie mit der rechten Hand berühren und umgekehrt.

1

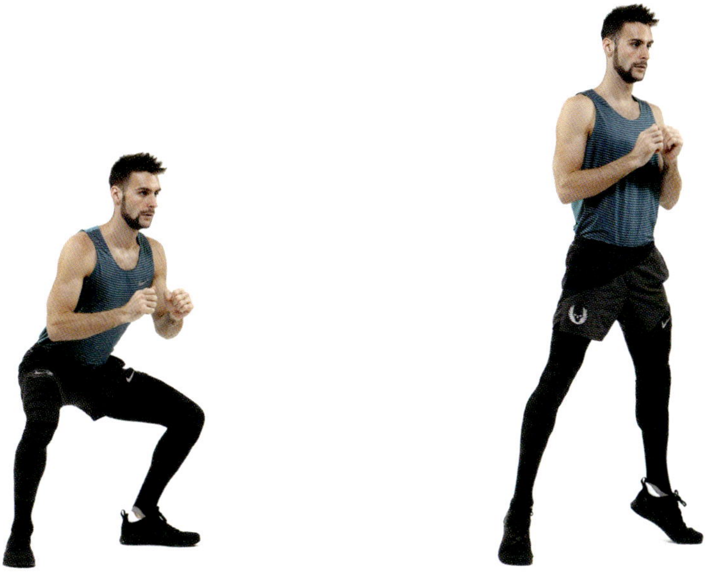

2

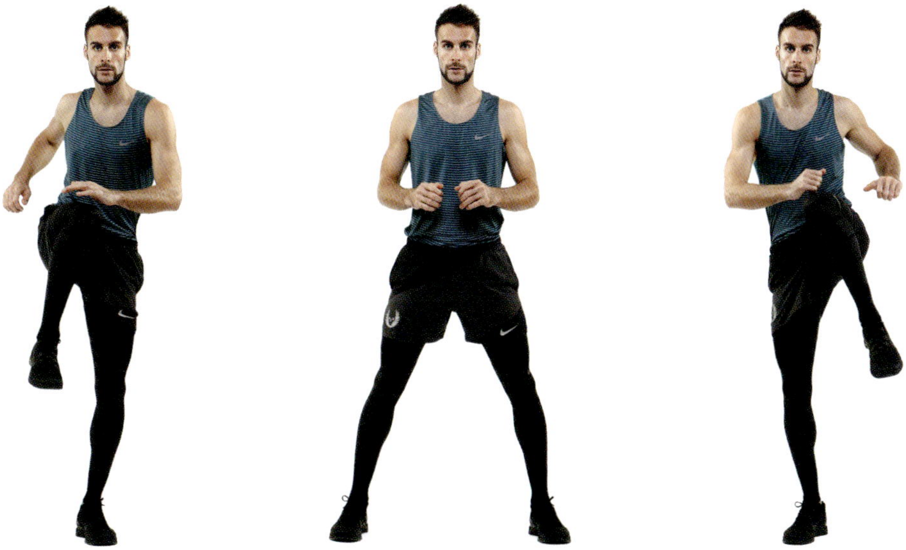

BEINE Workout 17

6 Minuten

3 Minuten • **WARM-UP 2** • Siehe Seite 18f.

1.

20 Sekunden • **Squats**

2.

20 Sekunden • **Abwechselndes Knieheben** • 20 Sekunden Pause

Diese Übungsreihe 6-mal wiederholen. Das Training mit Cool-down 2 beenden.

Hinweis

Knieheben: Mit gespreizten Beinen beginnen. Das linke Knie mit der rechten Hand berühren und umgekehrt.

1

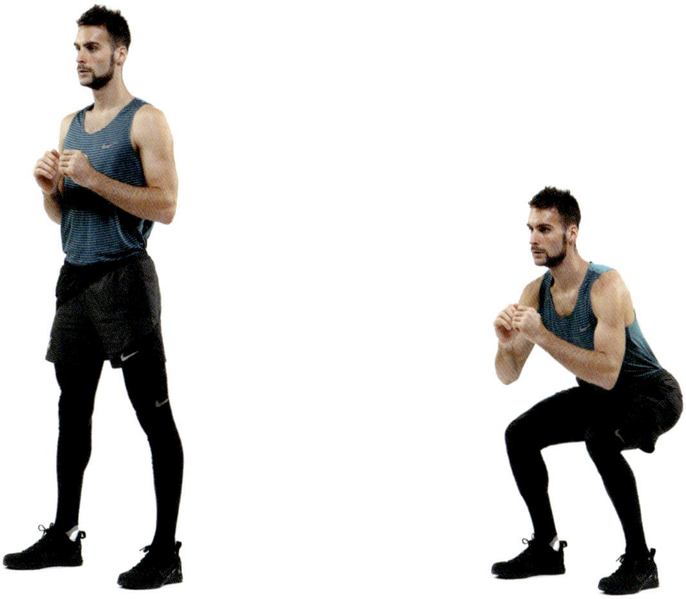

2

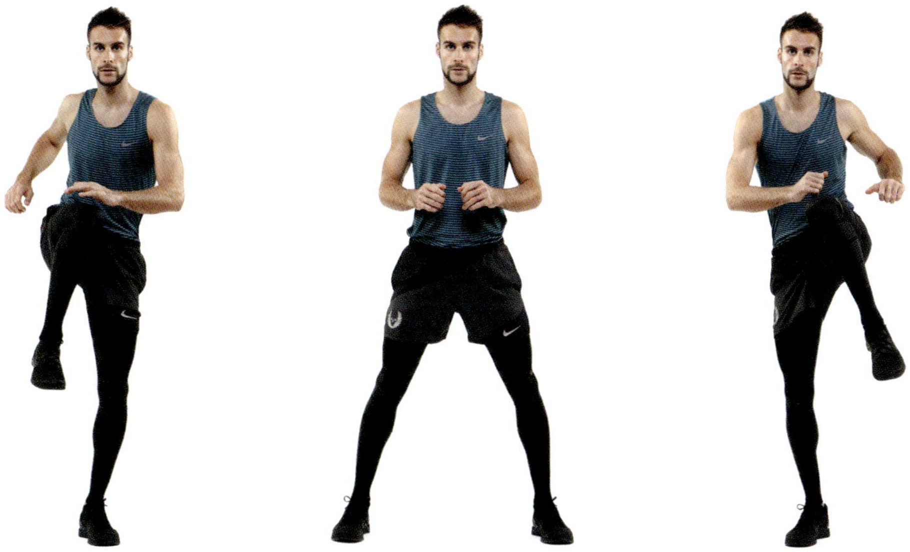

BEINE Workout 18

6 Minuten

3 Minuten • **WARM-UP 2** • Siehe Seite 18f.

1.

20 Sekunden • **Squats**

2.

20 Sekunden • **Treppensteigen** • 20 Sekunden Pause

Bei jedem Durchgang das Bein wechseln. Diese Übungsreihe 6-mal wiederholen. Das Training mit Cool-down 2 beenden.

Hinweis

Treppensteigen: Dynamisch hinauf- und hinuntersteigen.

1

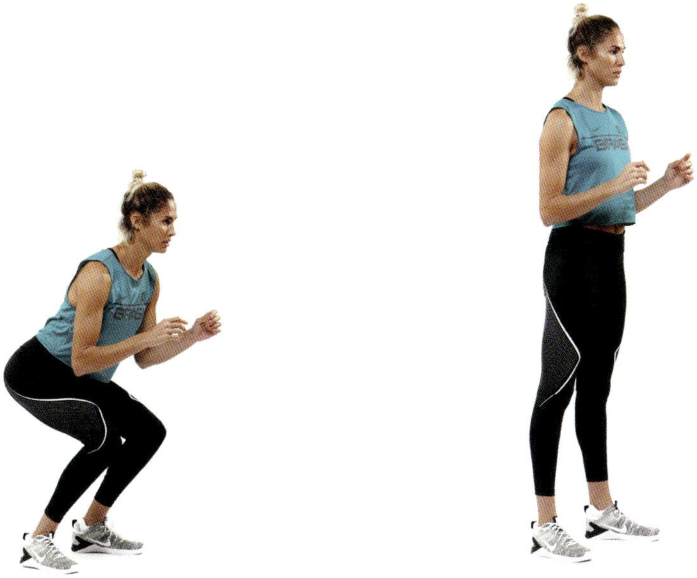

2

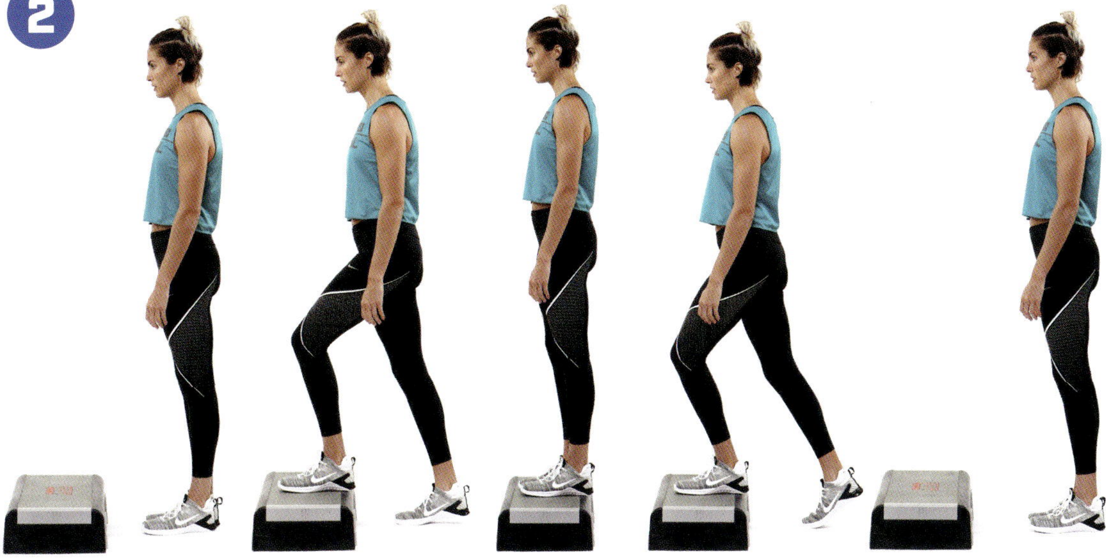

BEINE Workout 19

6 Minuten

3 Minuten • **WARM-UP 2** • Siehe Seite 18f.

1.

10 Sekunden • **Stuhl**

2.

30 Sekunden • **Squats + Vorwärts-Rückwärts** • 20 Sekunden Pause

Diese Übungsreihe 6-mal wiederholen. Das Training mit Cool-down 2 beenden.

Hinweise

Stuhl: Einen Squat ausführen und die unterste Position halten. Je tiefer, desto mehr Muskelfasern werden eingesetzt.

Squats + Vorwärts-Rückwärts: Einen Squat ausführen, dann zwei große Schritte nach vorn und wieder nach hinten machen.

1

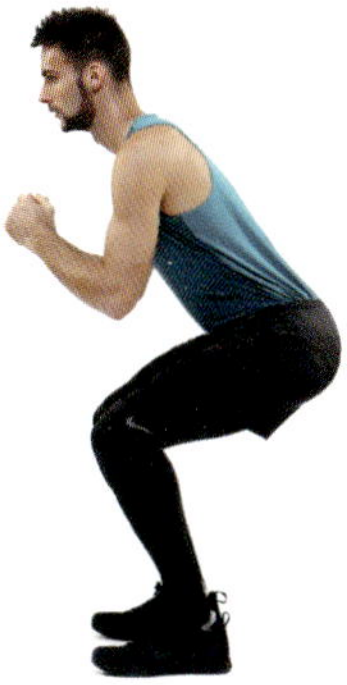

2

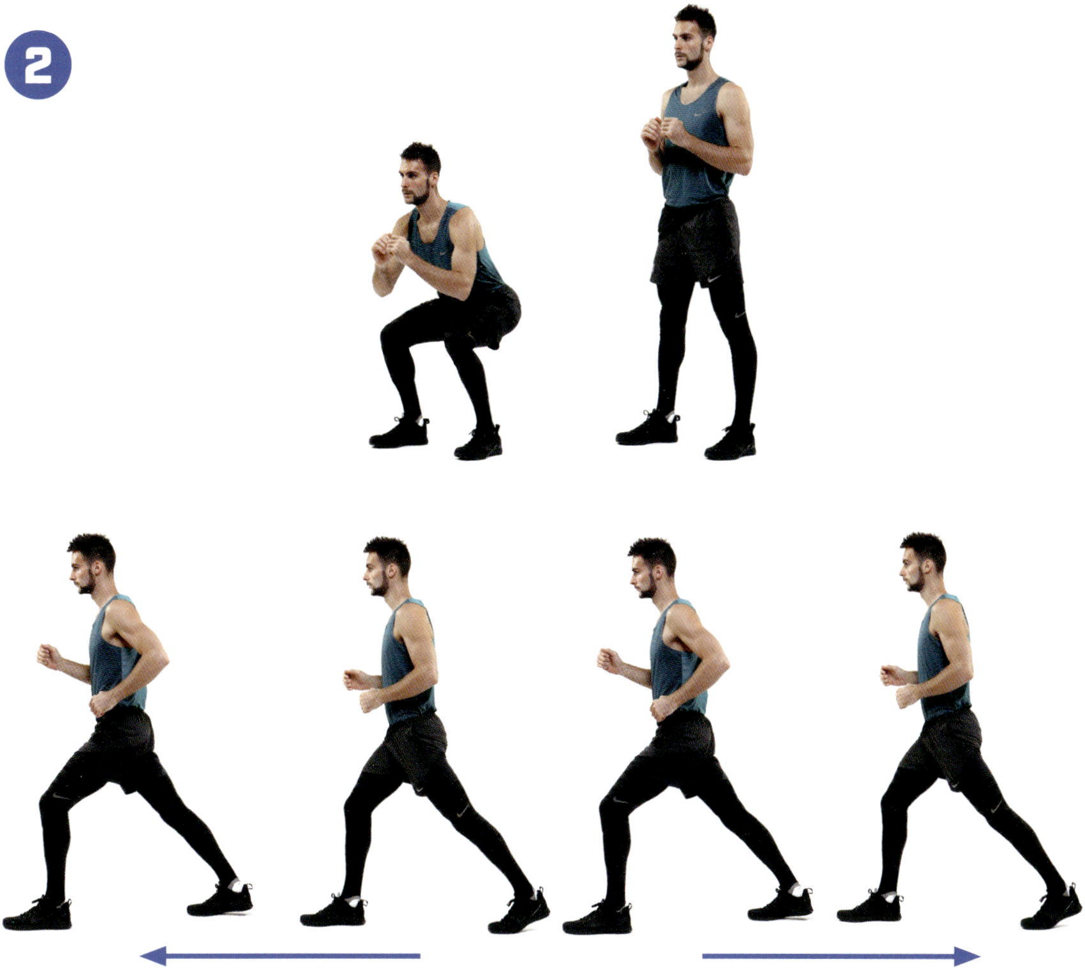

BEINE Workout 20

6 Minuten

3 Minuten • **WARM-UP 2** • Siehe Seite 18f.

1.

40 Sekunden • **Kleine Schritte, ca. 2,5 Meter + Knieheben**

2.

20 Sekunden • **Pause beim aktiven Marschieren oder Gehen am Platz**

Diese Übungsreihe 6-mal wiederholen. Das Training mit Cool-down 2 beenden.

Hinweise

Kleine Schritte + Knieheben: Kleine Schritte vor und zurück über eine Distanz von etwa 2,5 Metern machen. Vor jedem Richtungswechsel erfolgt ein Knieheben.

Aktives Marschieren: Dynamisch am Platz marschieren, dabei die Arme einsetzen.

1

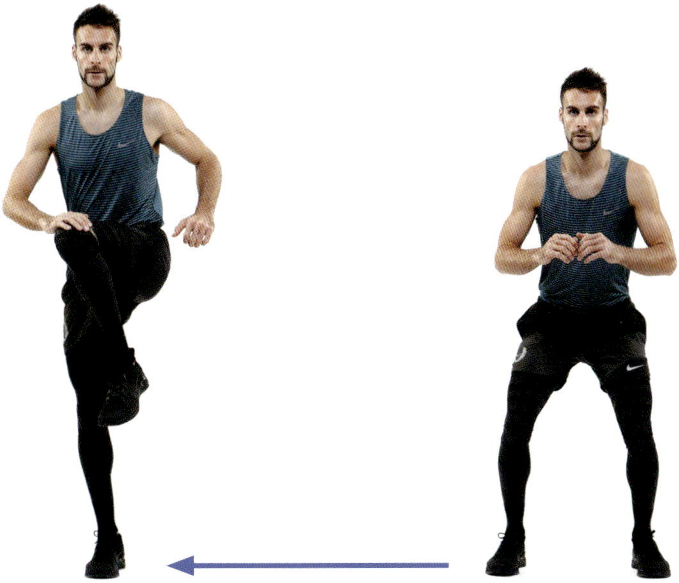

2

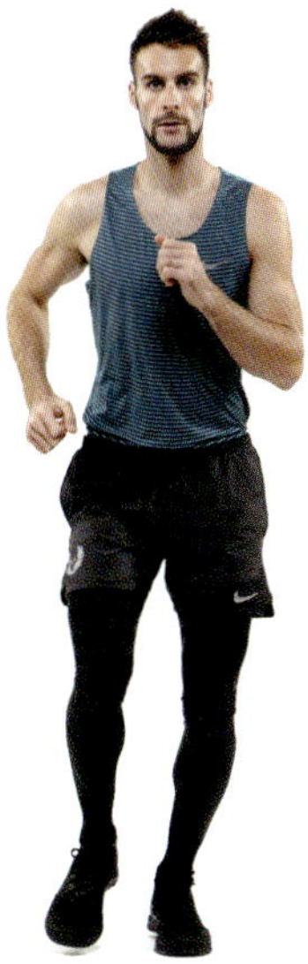

BEINE Workout 21

6 Minuten

3 Minuten • **WARM-UP 2** • Siehe Seite 18f.

1.

20 Sekunden • **Ausfallschritt**

2.

15 Sekunden • **Step-up** • 15 Sekunden Pause

Bei jedem Durchgang die Seite wechseln. Diese Übungsreihe 6-mal wiederholen. Das Training mit Cool-down 2 beenden.

Hinweise

Ausfallschritt: Mit geschlossenen Füßen beginnen. Mit einem Bein nach vorn so tief wie möglich in den Ausfallschritt gehen. Dann zurück in die Ausgangsstellung. 30 Sekunden mit demselben Bein arbeiten.

Step-up: Einen Fuß auf die Stufe stellen und mit dem Oberschenkel nach oben abdrücken und das andere Knie heben. Absteigen und wiederholen, ohne die Seite zu wechseln.

1

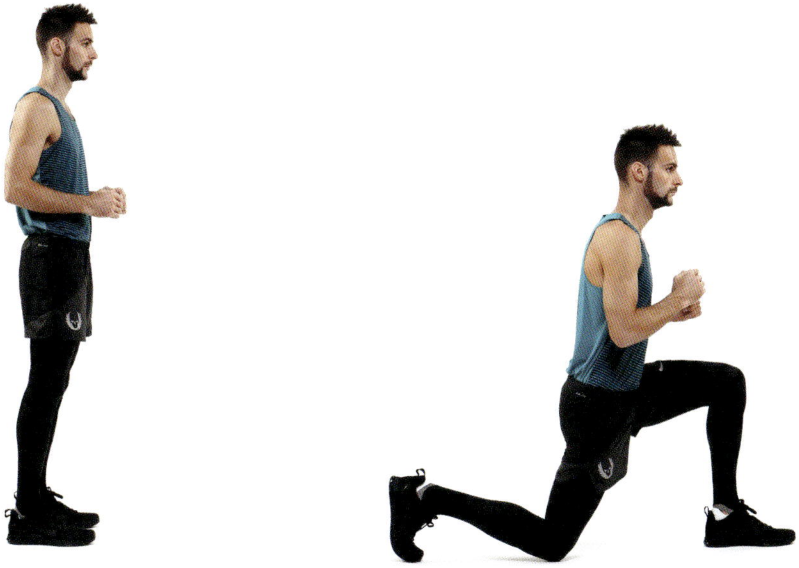

2

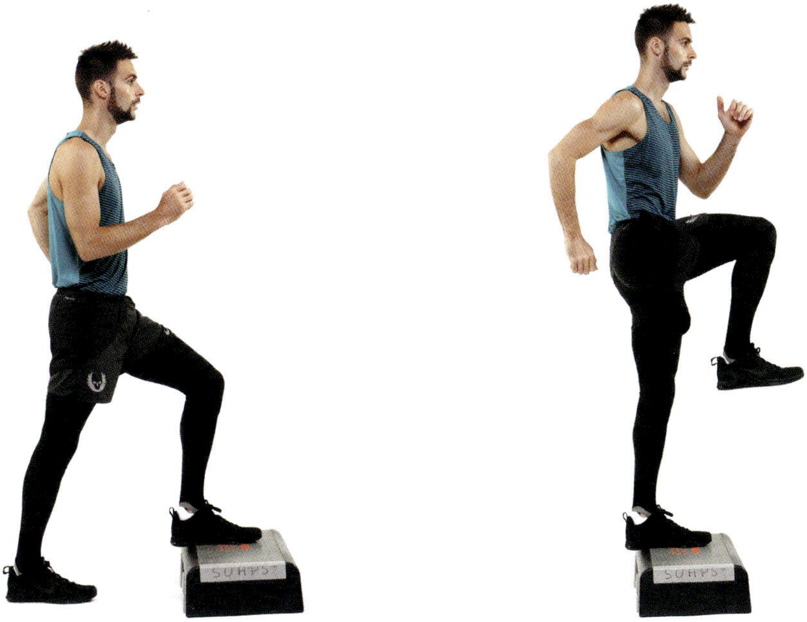

BEINE Workout 22

6 Minuten

3 Minuten • **WARM-UP 2** • Siehe Seite 18f.

1.

15 Sekunden • **Ausfallschritt mit Seitenwechsel** • 5 Sekunden auf den Boden legen

2.

15 Sekunden • **Beinheben mit gestrecktem Bein, rechts**
15 Sekunden • **Beinheben mit gestrecktem Bein, links** • 10 Sekunden Pause beim Aufstehen

Diese Übungsreihe 6-mal wiederholen. Das Training mit Cool-down 2 beenden.

Hinweise

Ausfallschritt: In hüftbreitem Stand beginnen. Mit einem Bein nach vorn so tief wie möglich in den Ausfallschritt gehen. Dann zurück in die Ausgangsstellung und die Seite wechseln.

Beinheben: Aus dem Vierfüßler die Unterarme auf den Boden legen, die Hände aufeinanderlegen. Ein Bein nach hinten ausstrecken. Das Bein gestreckt anheben und zum Boden absenken, aber nicht ablegen.

1

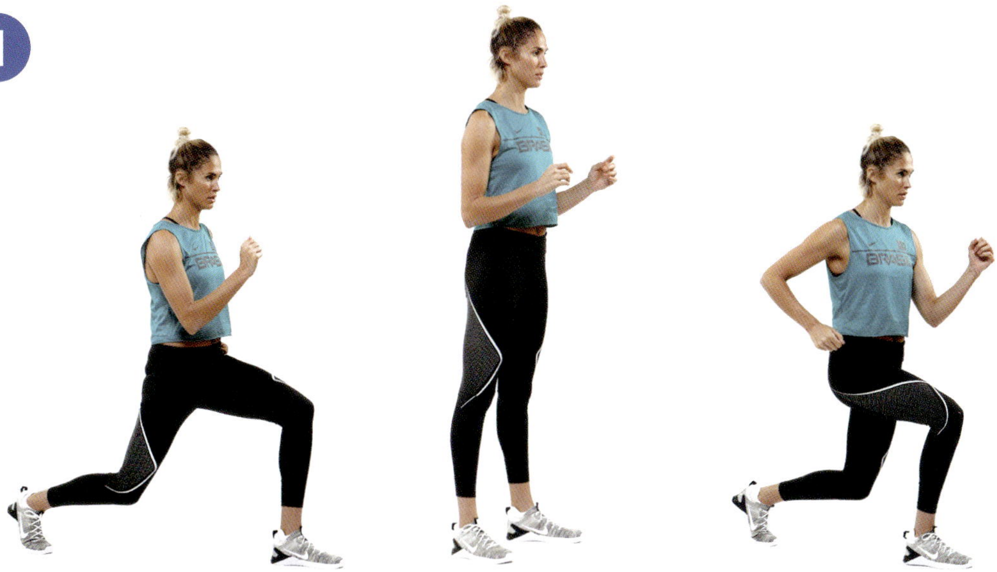

2

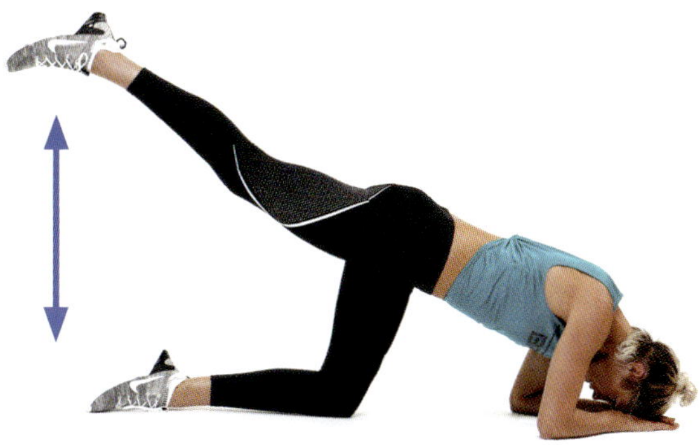

GANZER KÖRPER **Workout 23** 7 Minuten

2 Minuten • **WARM-UP 3** • Siehe Seite 20f.

1.

30 Sekunden • **Squat + Brett**

2.

10 Sekunden • **Squat** • 20 Sekunden Pause

Diese Übungsreihe 7-mal wiederholen. Das Training mit Cool-down 2 beenden.

Hinweis

Squat + Brett: Im Stand beginnen, einen Squat ausführen, die Hände auf den Boden legen und den Rücken gerade halten. Das rechte Bein nach hinten nehmen, dann das linke Bein, und so in die Position des Bretts kommen. Beine, Rücken und Schultern sind in einer Linie. Das rechte Bein wieder nach vorn nehmen, dann das linke, und abdrücken, um wieder in die stehende Ausgangsposition zu kommen. Wiederholen.

1

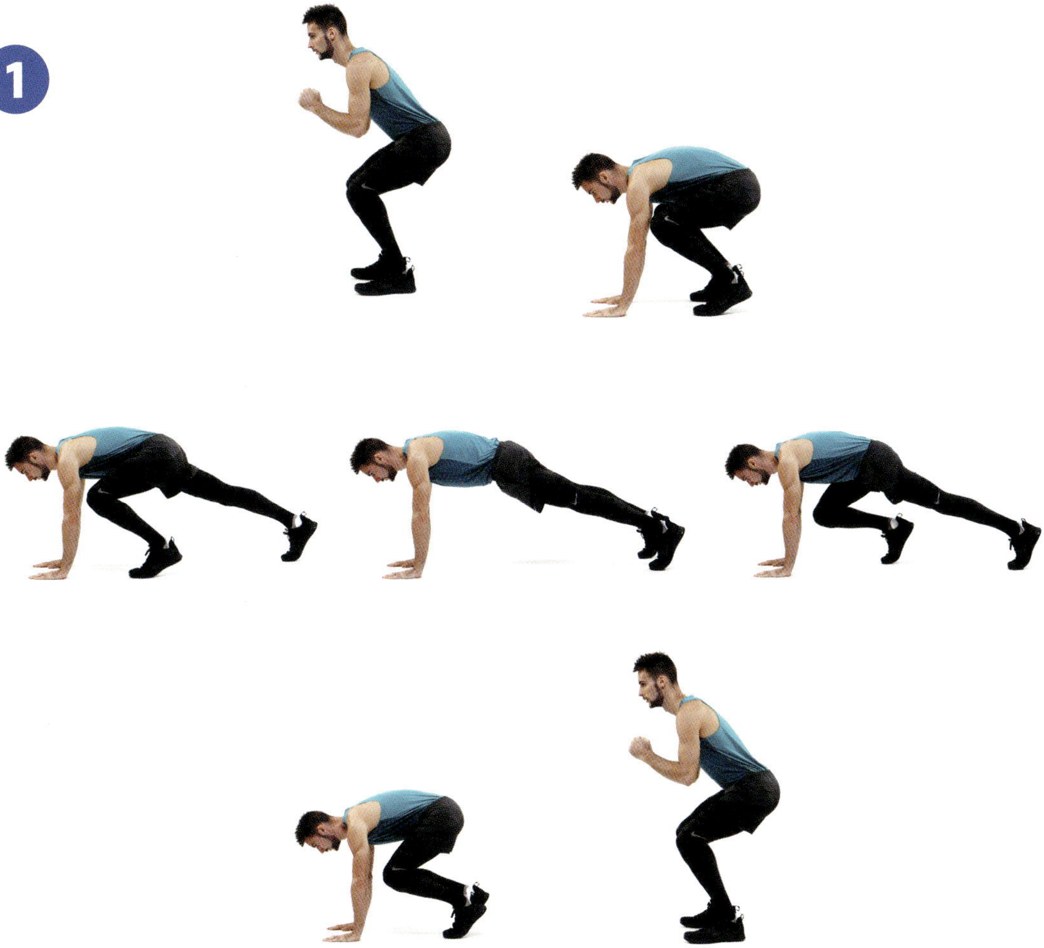

2

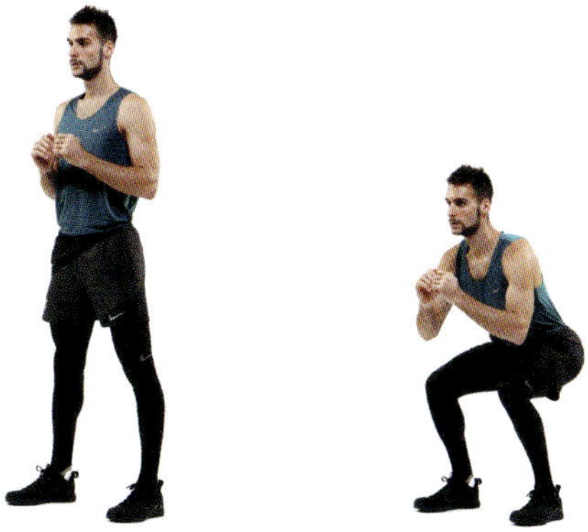

GANZER KÖRPER Workout 24 7 Minuten

2 Minuten • **WARM-UP 3** • Siehe Seite 20f.

1.

30 Sekunden • **Squats + Schulterdrücken** • 10 Sekunden Erholung beim Hinlegen

2.

10 Sekunden • **Brett** • 10 Sekunden Erholung beim Aufstehen

Diese Übungsreihe 7-mal wiederholen. Das Training mit Cool-down 2 beenden.

Hinweise

Squats + Schulterdrücken: Einen Squat ausführen, die Hände auf Schulterhöhe. Beim Hochkommen dynamisch die Arme nach oben strecken und auf die Zehenspitzen gehen, um auch die Waden einzusetzen.

Brett: Liegestützposition mit gestreckten Armen einnehmen. Die Füße auf dem Boden, die Hände direkt unter den Schultern. Bauch und Beckenboden anspannen.

1

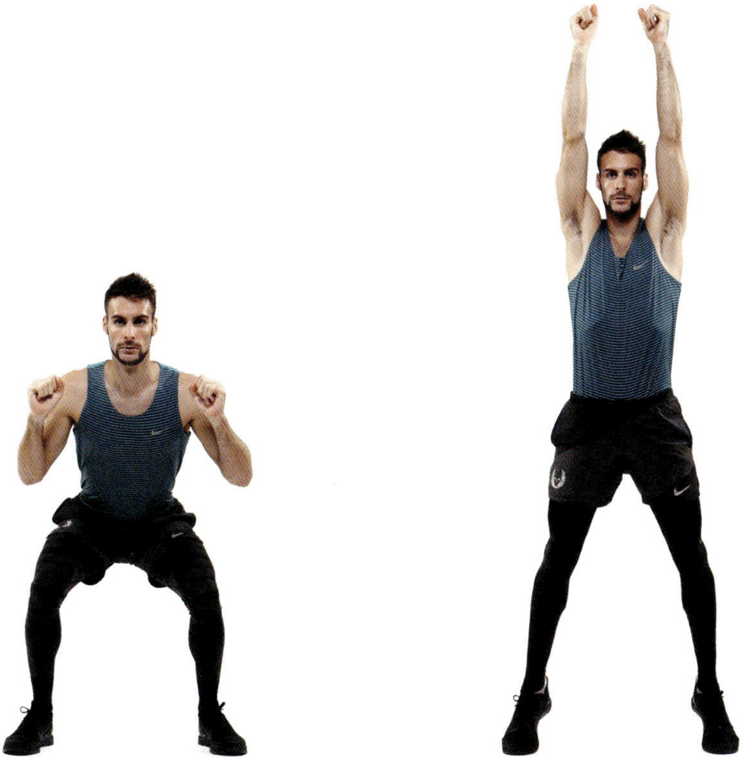

2

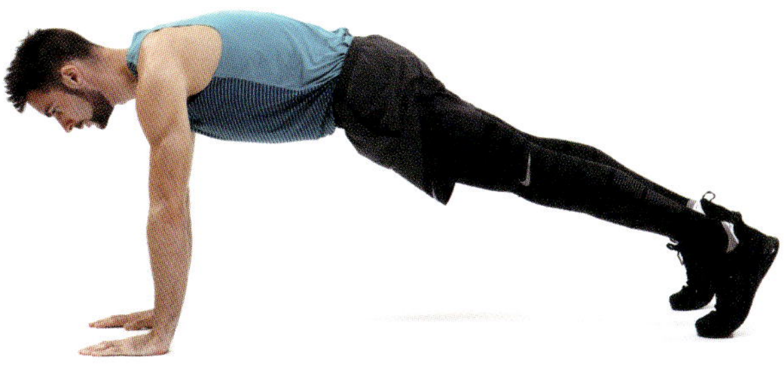

GANZER KÖRPER **Workout 25** 7 Minuten

2 Minuten • **WARM-UP 3** • Siehe Seite 20f.

1.

15 Sekunden • **Einbeinige Squats, rechts**

15 Sekunden • **Einbeinige Squats, links**

2.

15 Sekunden • **Knieheben am Platz** • 15 Sekunden Pause

Diese Übungsreihe 7-mal wiederholen. Das Training mit Cool-down 2 beenden.

Hinweise

Einbeinige Squats: Auf einem Bein stehen, das Knie beugen und den Körper absenken, bis die Hand den Boden berührt. Wieder zum Stehen kommen und wiederholen, ohne den Fuß auf den Boden zu stellen.

1

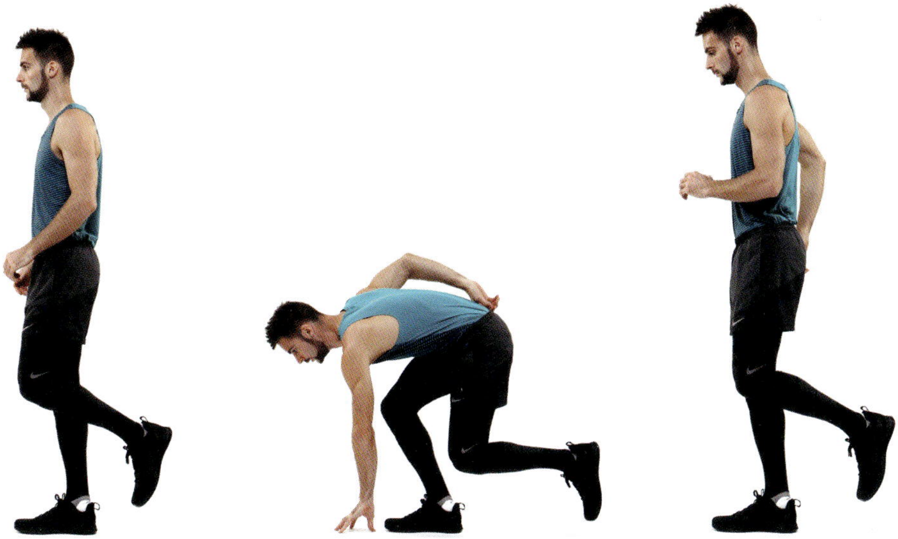

2

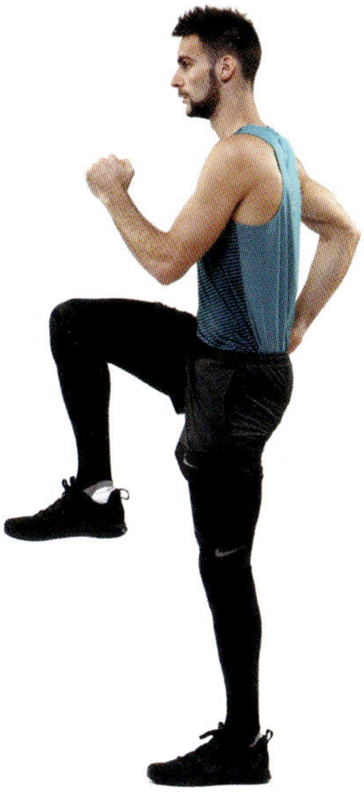

Marschieren oder Traben je nach Niveau

GANZER KÖRPER

Workout 26 7 Minuten

2 Minuten • **WARM-UP 3** • Siehe Seite 20f.

1.

30 Sekunden • **Ausfallschritt mit Seitenwechsel + Schulterdrücken**

2.

10 Sekunden • **Knieheben mit Seitenwechsel + Schulterdrücken** • 20 Sekunden Pause

Diese Übungsreihe 7-mal wiederholen. Das Training mit Cool-down 2 beenden.

Hinweise

Ausfallschritt mit Seitenwechsel + Schulterrücken: In jede Hand eine 1,5-Liter-Wasserflasche nehmen und auf Schulterhöhe halten. Einen großen Schritt nach vorn machen, das Knie beugen und gleichzeitig die Arme nach oben strecken. Mit Schwung in die Ausgangsposition zurückkommen. Bei der nächsten Wiederholung die Seite wechseln.

Knieheben + Schulterdrücken: Die Wasserflaschen immer noch in den Händen halten, die Flaschen auf Schulterhöhe. Das linke Knie und den rechten Arm nach oben strecken. Dann wechseln.

1

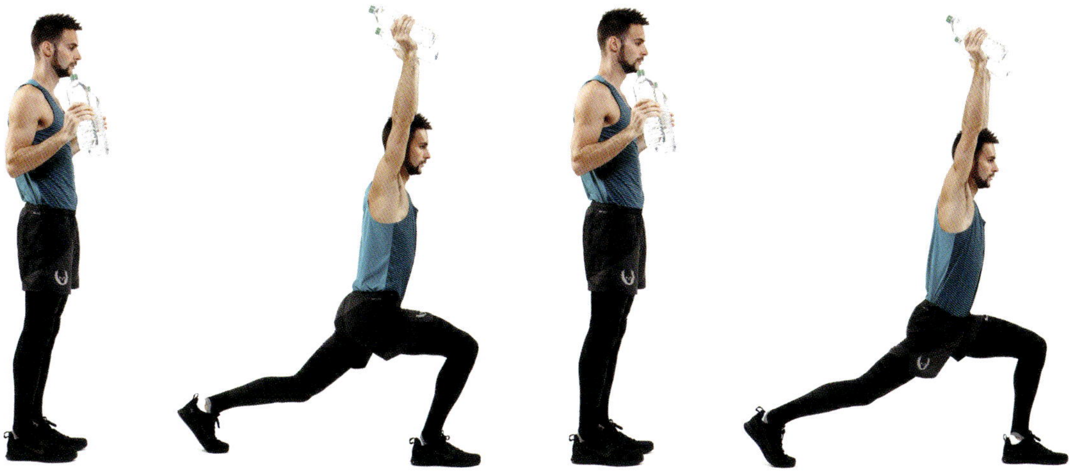

2

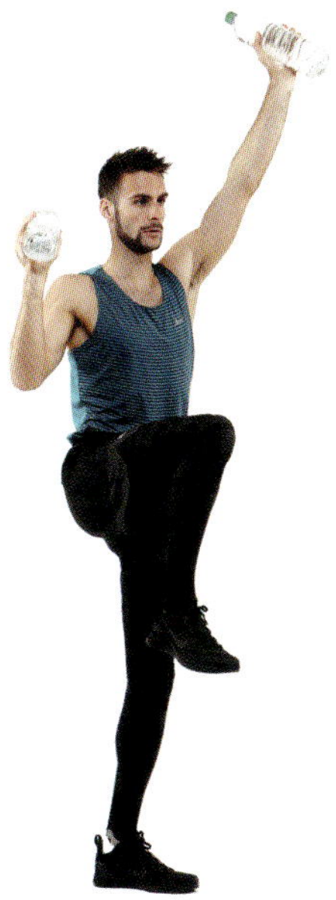

GANZER KÖRPER **Workout 27** 7 Minuten

2 Minuten • **WARM-UP 3** • Siehe Seite 20f.

1.

15 Sekunden • **Squats + Snatch, rechts**

15 Sekunden • **Squats + Snatch, links**

2.

15 Sekunden • **Knieheben + Schulterstrecken** • 15 Sekunden Pause

Diese Übungsreihe 7-mal wiederholen. Das Training mit Cool-down 2 beenden.

Hinweise

Squats + Snatch: In die rechte Hand eine 1,5-Liter-Wasserflasche nehmen. Einen Squat ausführen und nach vorn beugen, sodass die Flasche den Boden berührt. Dann wieder nach oben schieben und gleichzeitig den Ellbogen heben.

1

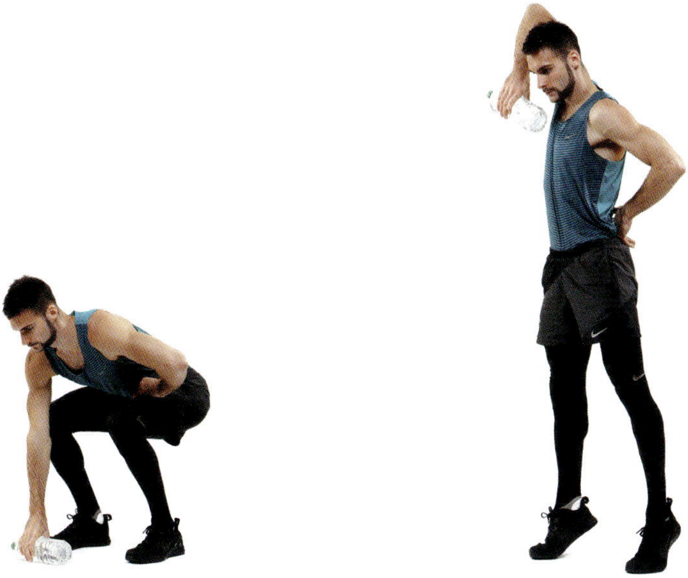

2

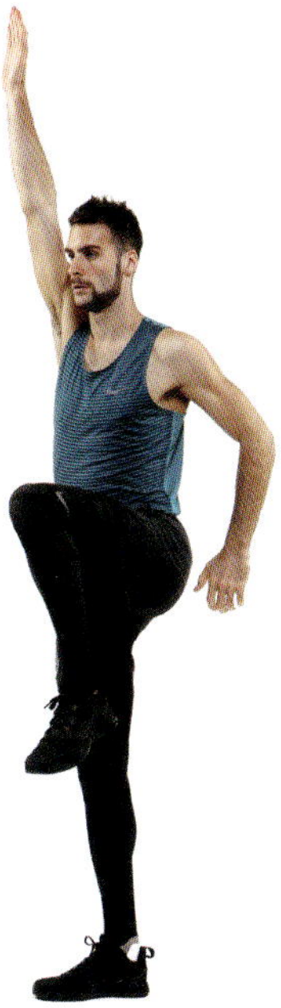

BAUCH Workout 28

8 Minuten

1 Minute • **WARM-UP 4** • Siehe Seite 22f.

1.

30 Sekunden • **Side Plank mit angezogenen Knien, links**

30 Sekunden • **Side Plank mit angezogenen Knien, rechts**

2.

45 Sekunden • **Scheibenwischer mit angezogenen Knien** • 15 Sekunden Pause

Diese Übungsreihe 4-mal wiederholen. Das Training mit Cool-down 3 beenden.

Hinweise

Denke daran, Bauch und Beckenboden anzuspannen.

Seitheben: Auf einen Ellbogen und ein Knie stützen und die Hüfte heben, wobei die Seite von der Hüfte bis zur Schulter in einer Linie bleibt.

Scheibenwischer: Auf dem Rücken liegen, die Arme seitlich ausgestreckt, die Knie gebeugt. Die Knie so weit wie möglich auf der Seite nach unten senken, ohne dass sie den Boden berühren. 1 bis 2 Sekunden in der unteren Position bleiben, dann zur anderen Seite.

1

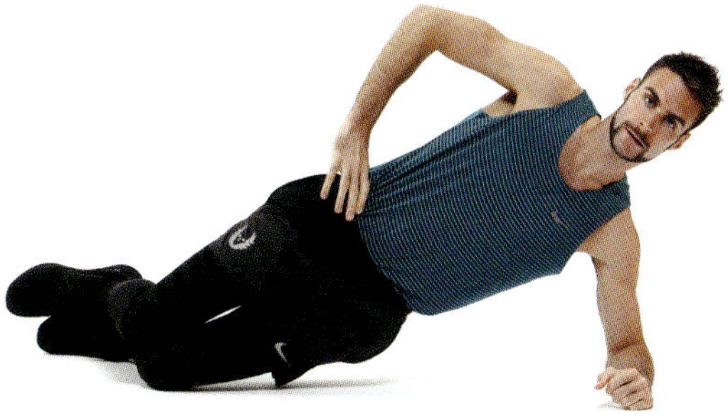

2

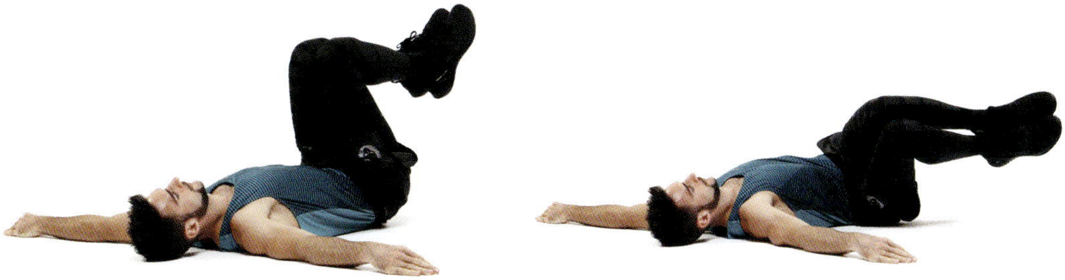

BAUCH Workout 29

8 Minuten

1 Minute • **WARM-UP 4** • Siehe Seite 22f.

1.

30 Sekunden • **Brett auf den Knien** • 10 Sekunden Pause

2.

30 Sekunden • **Plank auf den Knien** • 10 Sekunden Pause

3.

30 Sekunden • **Crunches** • 10 Sekunden Pause

Diese Übungsreihe 4-mal wiederholen. Das Training mit Cool-down 3 beenden.

Hinweise

Denke daran, Bauch und Beckenboden anzuspannen.

Brett: Schultern und Hüfte bleiben in einer Linie. Der Rücken bleibt gerade.

Crunches: Auf dem Rücken liegen, die Beine gebeugt und die Füße aufgestellt, die Hände hinter den Ohren, um den Nacken zu schützen. Schultern heben, Bauch anspannen und nach oben schauen. Wieder nach unten abrollen und wiederholen.

1

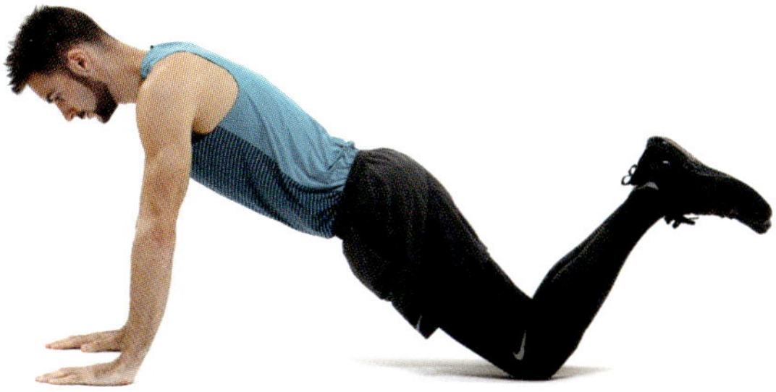

2

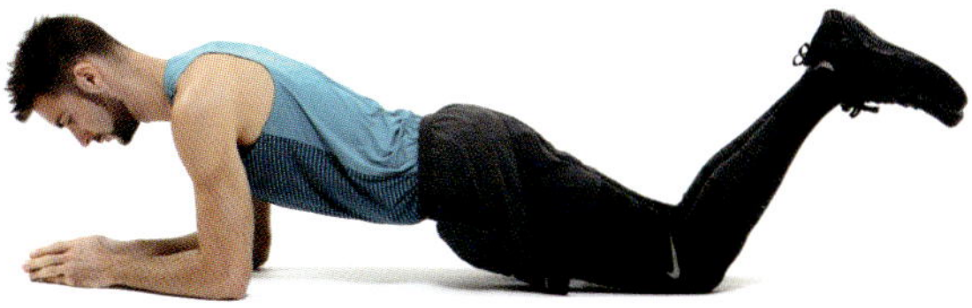

3

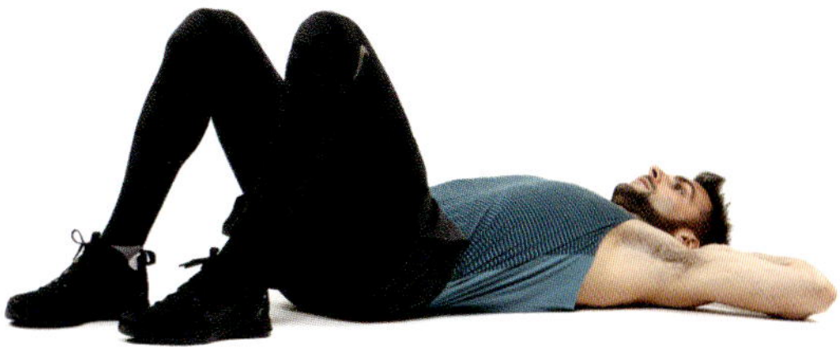

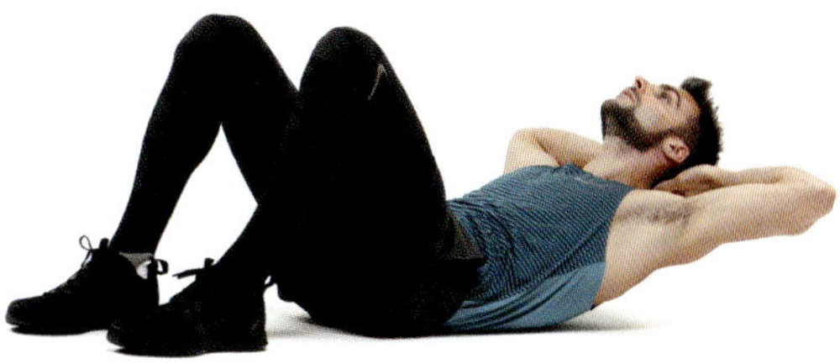

BAUCH Workout 30

8 Minuten

1 Minute • **WARM-UP 4** • Siehe Seite 22f.

1.

20 Sekunden • **Brett auf den Knien**

2.

20 Sekunden • **Plank auf den Knien**

3.

20 Sekunden • **Crunches**

4.

30 Sekunden • **Knieheben mit Drehung** • 30 Sekunden Pause

Diese Übungsreihe 4-mal wiederholen. Das Training mit Cool-down 3 beenden.

Hinweise

Denke daran, Bauch und Beckenboden anzuspannen.

Crunches: Auf dem Rücken liegen, die Beine gebeugt und die Füße aufgestellt, die Hände hinter den Ohren, um den Nacken zu schützen. Schultern heben, Bauch anspannen und nach oben schauen. Wieder nach unten abrollen und wiederholen.

1

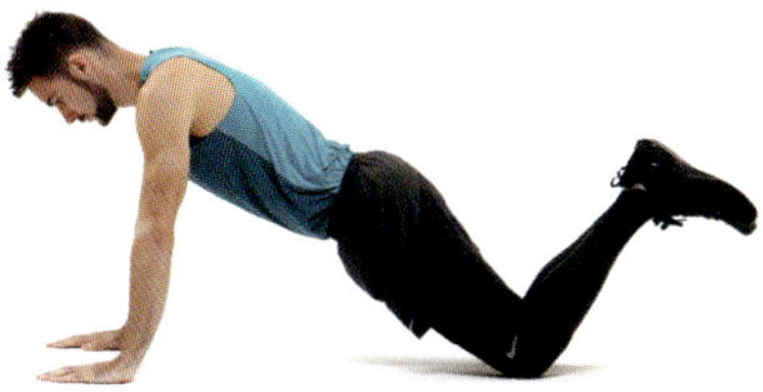

2

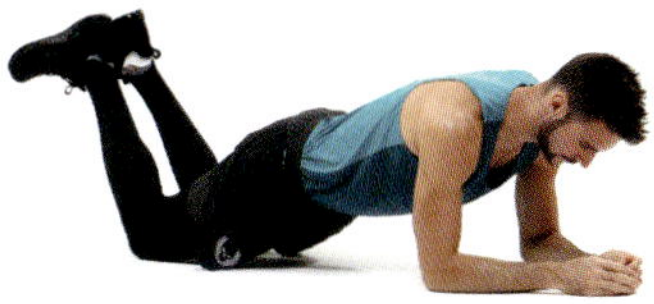

3

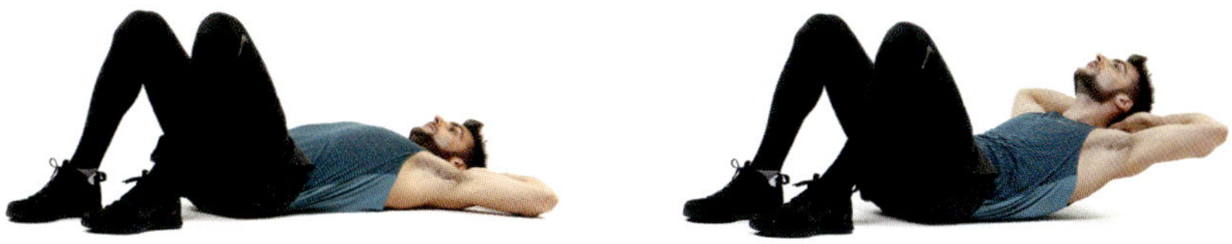

4

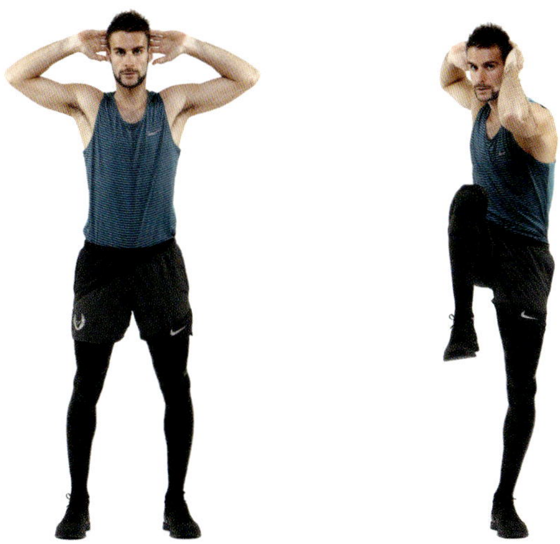

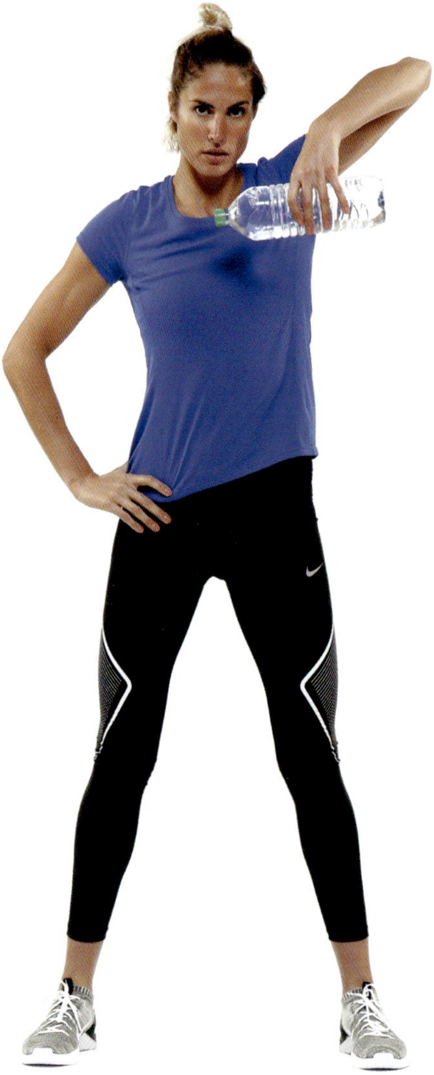

PROGRAMM FÜR FORT-GESCHRITTENE

Warm-up

Trizeps

Brust + Trizeps

Brust

Brust + Bauch

Schultern + Brust

Rücken

Bizeps

Beine

Ganzer Körper

Bauch

WARM-UP Warm-up 1

2 Minuten

1.

15 Sekunden • **Armkreisen, rechts**

15 Sekunden • **Armkreisen, links**

2.

15 Sekunden • **Push-up am Tisch**

3.

15 Sekunden • **Hampelmann**

Diese Übungsreihe 2-mal durchführen.

Hinweis

Hampelmann: Im Stand mit geschlossenen Beinen beginnen. Mit einem Sprung die Beine spreizen und gleichzeitig die gestreckten Arme über den Kopf bringen. Wieder zurück in die Ausgangsstellung springen.

1

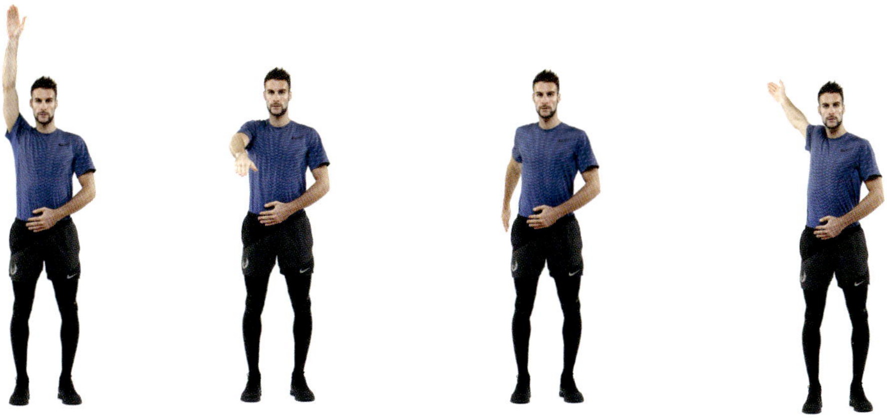

2

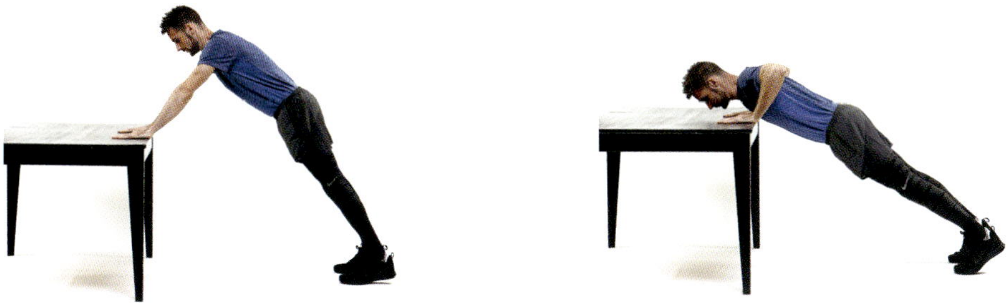

3

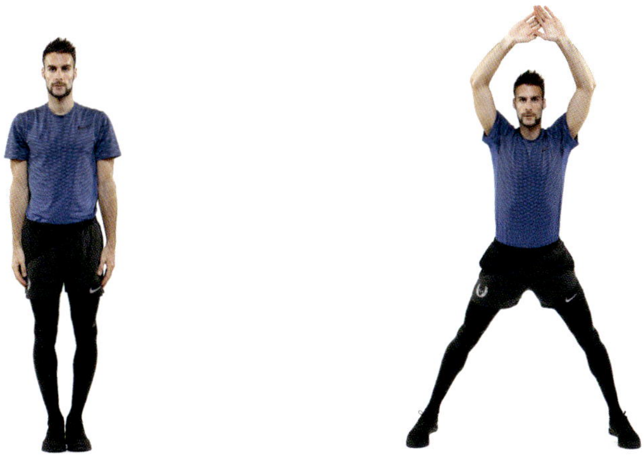

WARM-UP Warm-up 2

3 Minuten

1.

15 Sekunden • **Gehen am Platz**

2.

15 Sekunden • **Fersenheben im Trab am Platz**

3.

15 Sekunden • **Knieheben im Trab am Platz**

4.

15 Sekunden • **Squats**

Diese Übungsreihe 3-mal durchführen.

1

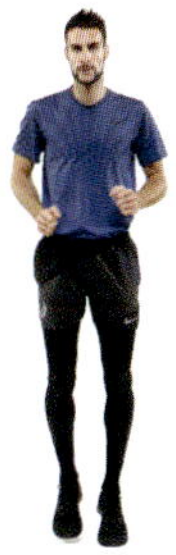

2

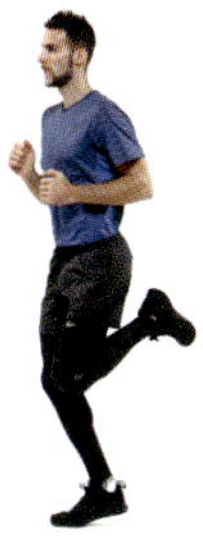

3

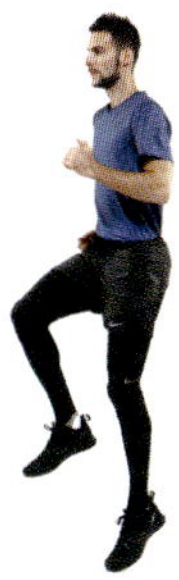

4

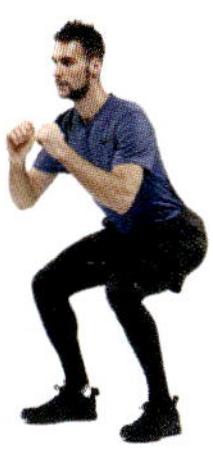

WARM-UP Warm-up 3

2 Minuten

1.

20 Sekunden • **Hampelmann**

2.

20 Sekunden • **Squats**

3.

20 Sekunden • **Push-up am Tisch**

Diese Übungsreihe 2-mal durchführen.

Hinweis

Hampelmann: Im Stand mit geschlossenen Beinen beginnen. Mit einem Sprung die Beine spreizen und gleichzeitig die gestreckten Arme über den Kopf bringen. Wieder zurück in die Ausgangsstellung springen.

1

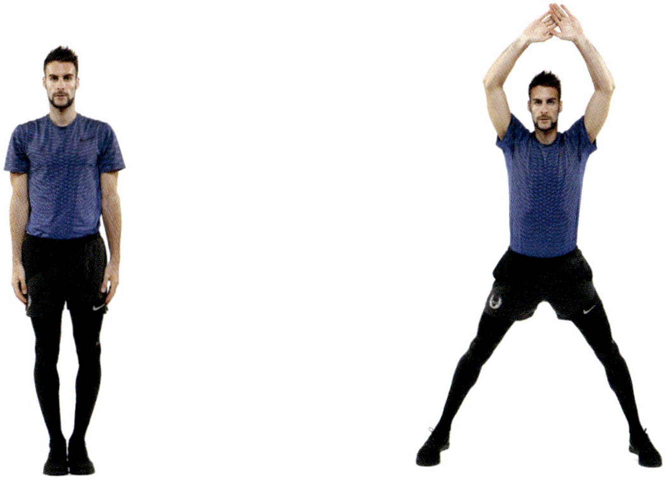

2

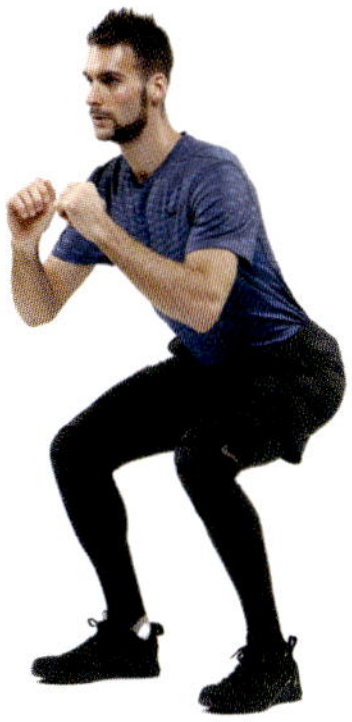

3

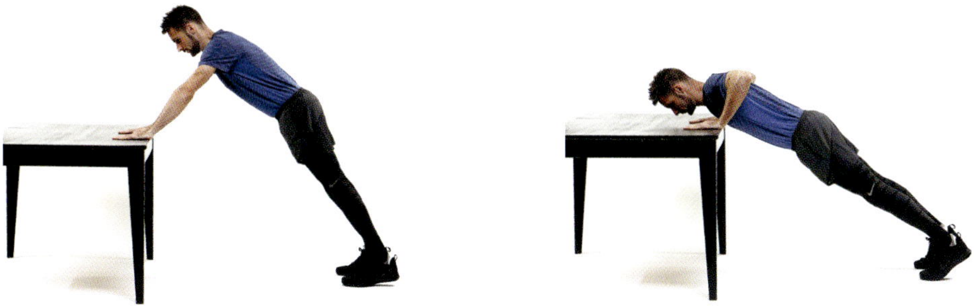

WARM-UP Warm-up 4

1 Minute

1.

30 Sekunden • **Drehen des Oberkörpers**

2.

30 Sekunden • **Drehen des Oberkörpers mit Knieheben**

Diese Übungsreihe 1-mal durchführen.

1

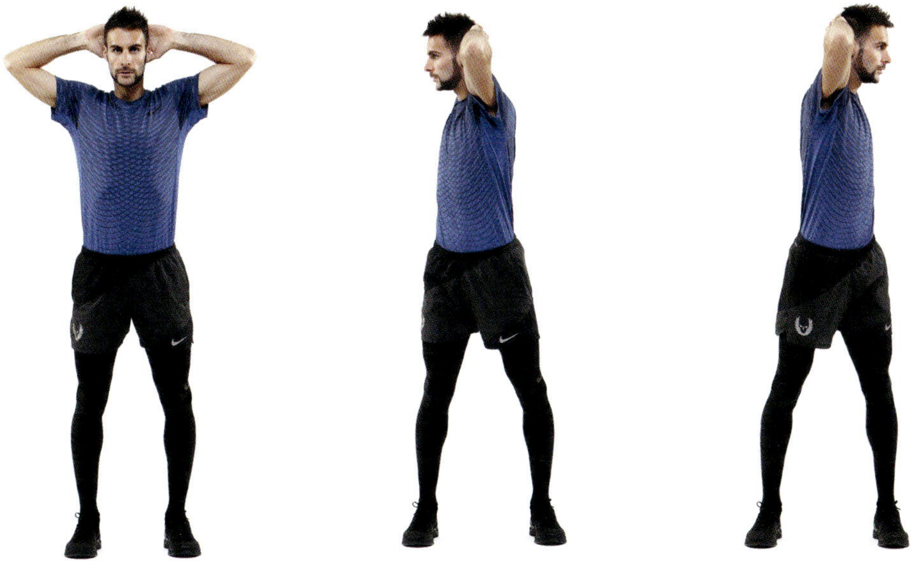

2

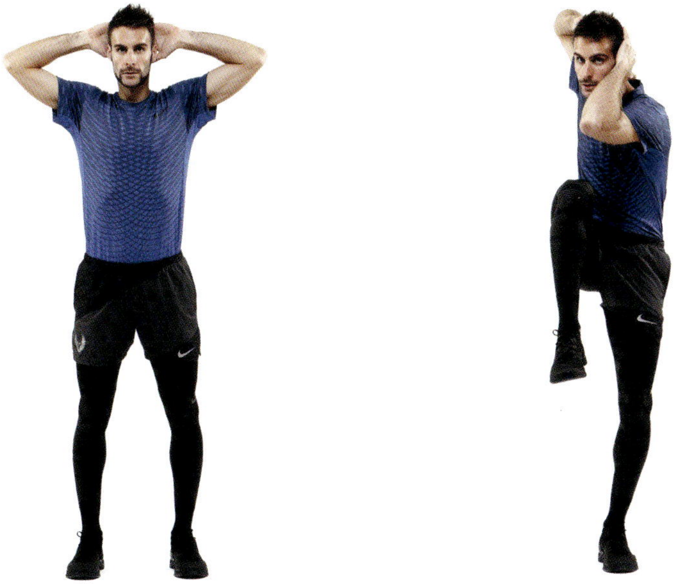

TRIZEPS Workout 1

7 Minuten

2 Minuten • **WARM-UP 1** • Siehe Seite 86f.

1.

20 Sekunden • **Push-up**

2.

20 Sekunden • **Trizepsdrücken an der Wand** • 20 Sekunden Pause

Diese Übungsreihe 7-mal wiederholen. Das Training mit Cool-down 1 beenden.

Hinweise

Push-up: Die Hände sind schulterbreit aufgestellt, die Ellbogen bleiben nah am Körper. So weit wie möglich hinuntergehen und in einer dynamischen Bewegung hochdrücken.

Trizepsdrücken an der Wand: Unterarme und Hände flach an die Wand drücken. Abstoßen, um die Arme zu strecken, und wieder in die Ausgangsposition zurückkehren.

1

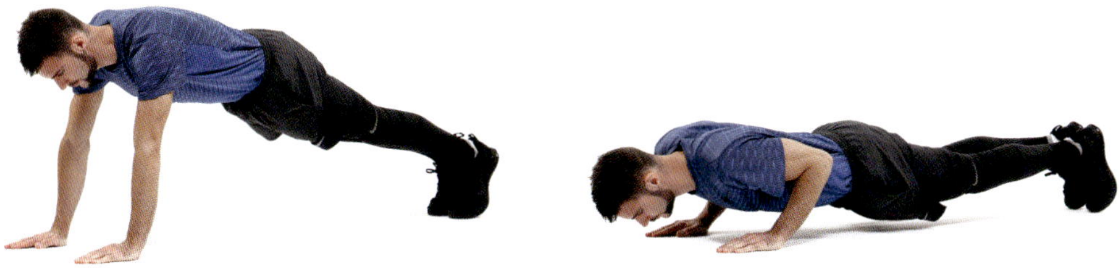

Mit aufgestellten Füßen oder Knien, je nach Trainingsstand

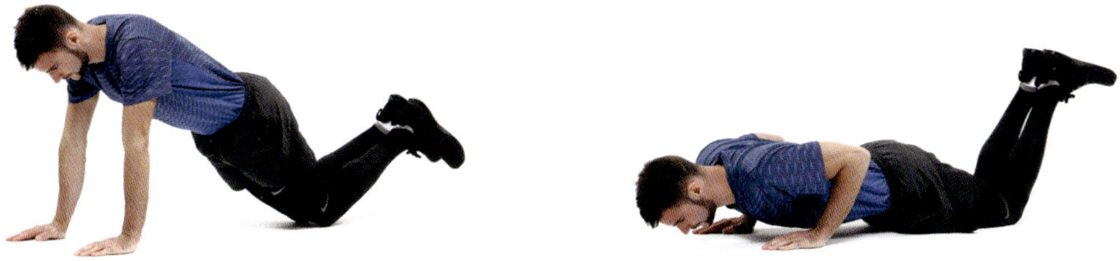

2

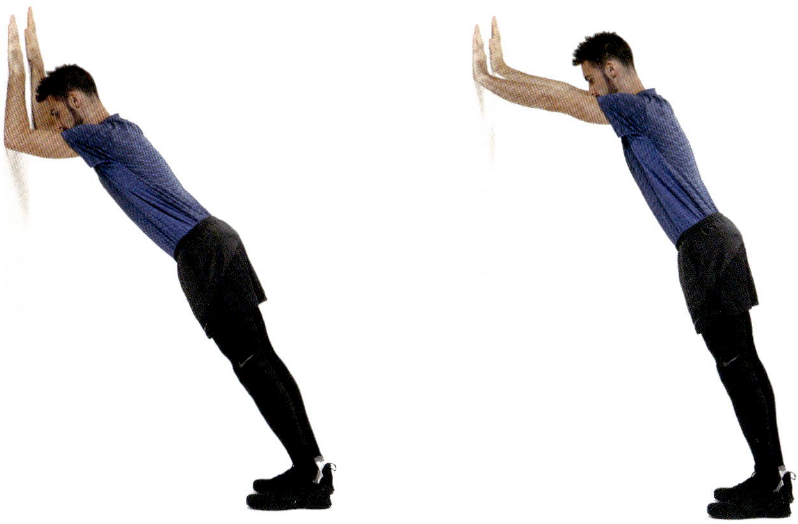

TRIZEPS Workout 2

7 Minuten

2 Minuten • **WARM-UP 1** • Siehe Seite 86f.

1.

15 Sekunden • **Push-up** • 15 Sekunden Pause

2.

15 Sekunden • **Dips mit Händen auf einem Stuhl** • 15 Sekunden Pause

Diese Übungsreihe 7-mal wiederholen. Das Training mit Cool-down 1 beenden.

Hinweise

Push-up: Die Hände sind schulterbreit aufgestellt, die Ellbogen bleiben nah am Körper. So weit wie möglich hinuntergehen und in einer dynamischen Bewegung hochdrücken.

1

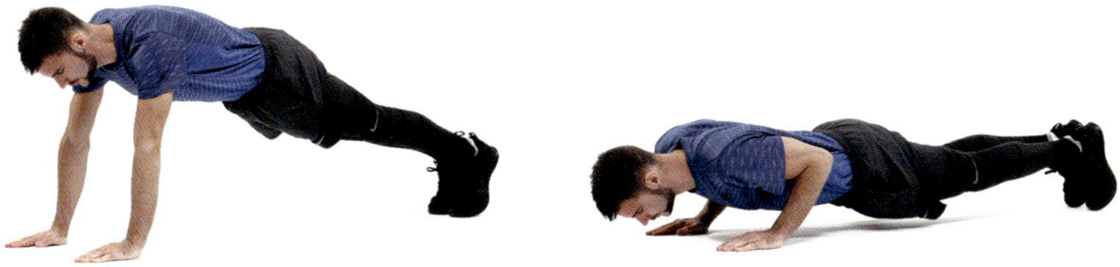

Mit aufgestellten Füßen oder Knien, je nach Trainingsstand

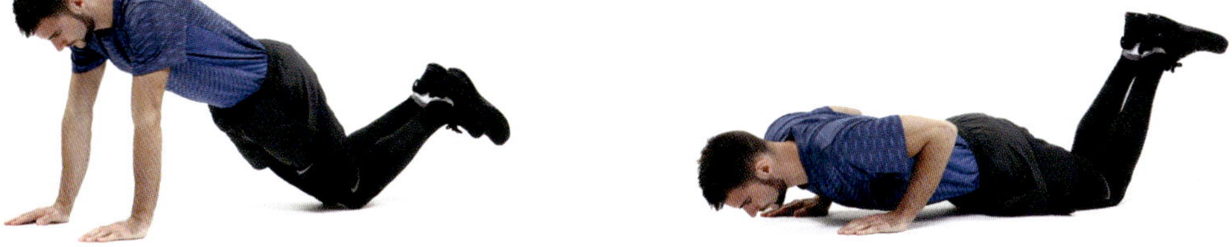

2

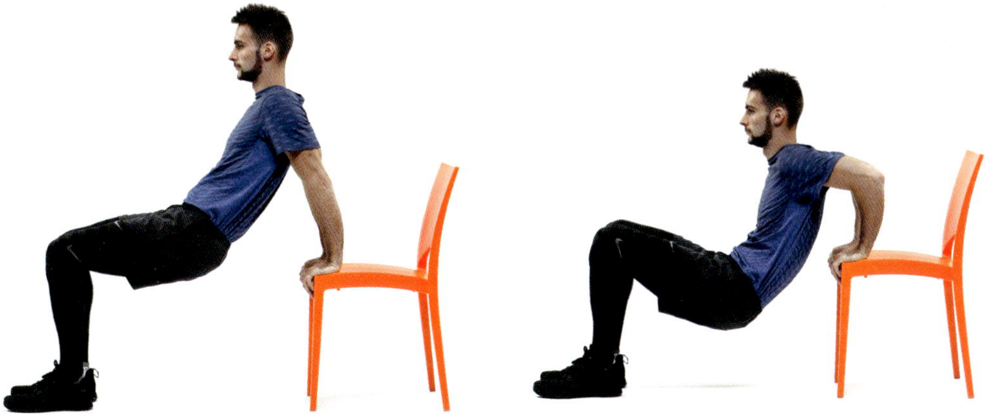

BRUST + TRIZEPS Workout 3

7 Minuten

2 Minuten • **WARM-UP 1** • Siehe Seite 86f.

1.

30 Sekunden • **Push-up mit langsamem Absenken (3 Sekunden)** • 30 Sekunden Pause

Diese Übung 7-mal wiederholen. Das Training mit Cool-down 1 beenden.

Hinweis

Push-up: Liegestützposition einnehmen und in Zeitlupe (3 Sekunden) absenken, um möglichst viele Muskelfasern einzusetzen. Dynamisch und kraftvoll nach oben drücken.

1

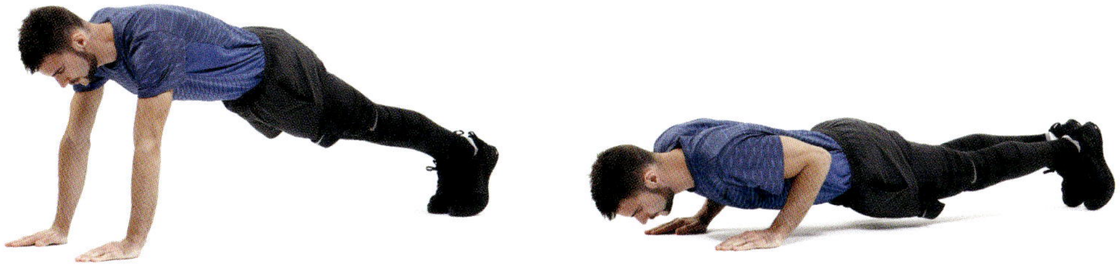

Mit aufgestellten Füßen oder Knien, je nach Trainingsstand

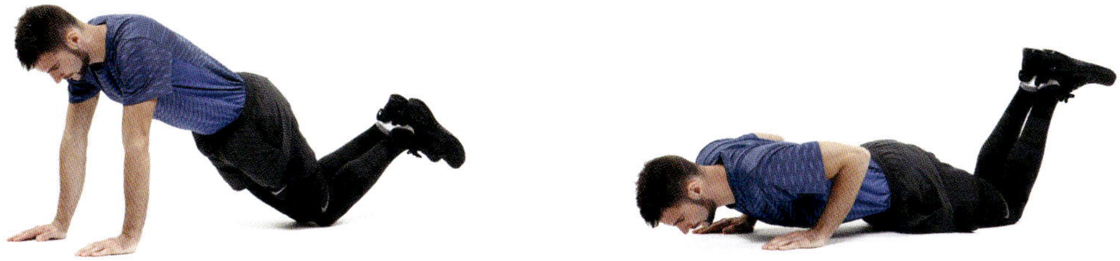

BRUST + TRIZEPS Workout 4

7 Minuten

2 Minuten • **WARM-UP 1** • Siehe Seite 86f.

1.

30 Sekunden • **Push-up mit Halt unten (2 Sekunden)** • 30 Sekunden Pause

Diese Übung 7-mal wiederholen. Das Training mit Cool-down 1 beenden.

Hinweis

Push-up: So weit wie möglich nach unten gehen und die Position mit gebeugten Armen 2 Sekunden lang halten, ohne mit der Brust den Boden zu berühren. Zum Hochkommen kraftvoll abstoßen.

1

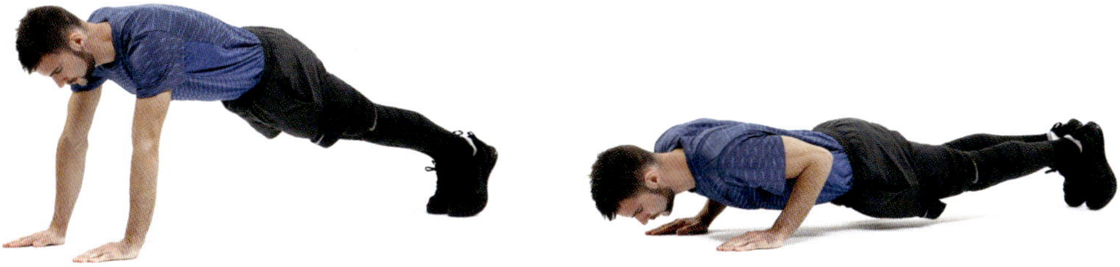

Mit aufgestellten Füßen oder Knien, je nach Trainingsstand

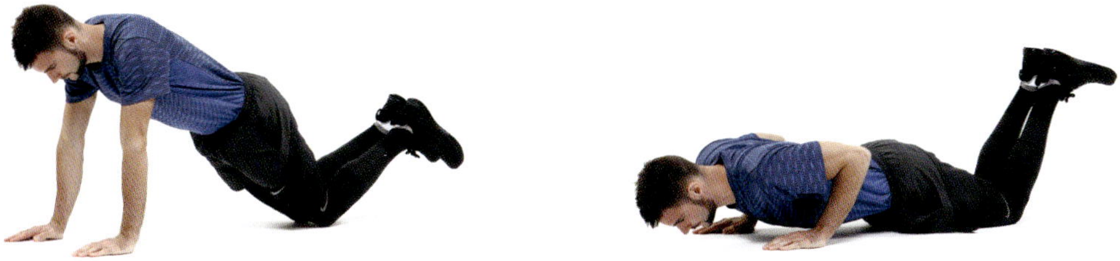

BRUST + TRIZEPS **Workout 5** 7 Minuten

2 Minuten • **WARM-UP 1** • Siehe Seite 86f.

1.

30 Sekunden • **Push-up mit langsamem Hochkdrücken (3 Sekunden)** • 30 Sekunden Pause

Diese Übung 7-mal wiederholen. Das Training mit Cool-down 1 beenden.

Hinweis

Push-up: So tief wie möglich hinuntergehen und in Zeitlupe hochdrücken (3 Sekunden), um möglichst viele Muskelfasern einzusetzen.

1

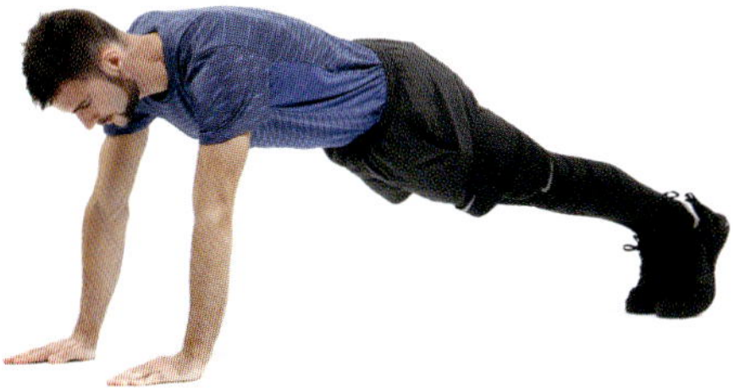

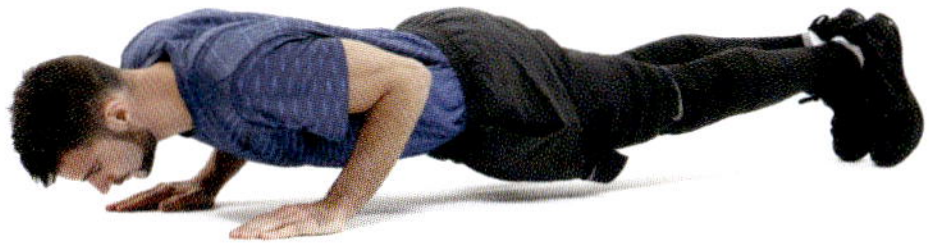

Mit aufgestellten Füßen oder Knien, je nach Trainingsstand

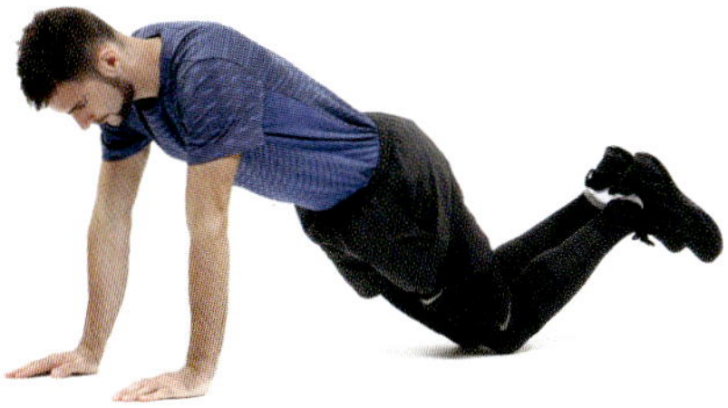

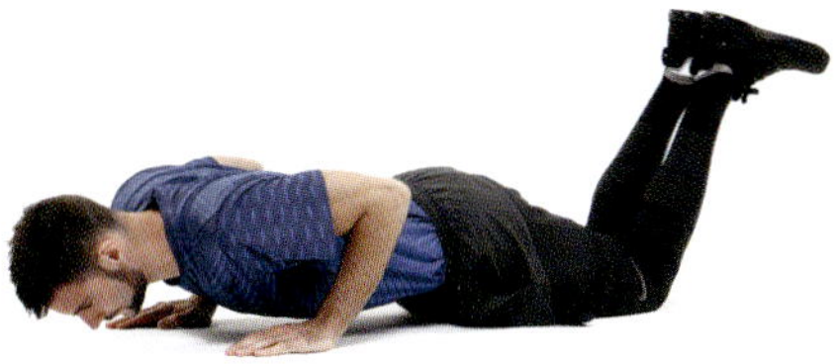

BRUST + TRIZEPS **Workout 6** 7 Minuten

2 Minuten • **WARM-UP 1** • Siehe Seite 86f.

1.

10 Sekunden • **Push-up, Teilwiederholung unten**

10 Sekunden • **Push-up, Teilwiederholung oben**

10 Sekunden • **Push-up, vollständiger Radius** • 30 Sekunden Pause

Diese Übungsreihe 7-mal wiederholen. Das Training mit Cool-down 1 beenden.

Hinweise

Push-up, Teilwiederholung unten: In der tiefsten Position des Liegestützes beginnen und hochdrücken. Die Bewegung auf halber Höhe anhalten, um die Muskeln unter Spannung zu halten.

Push-up, Teilwiederholung oben: Liegestützposition einnehmen und nach unten absenken. Die Bewegung auf halber Höhe anhalten und wieder nach oben drücken.

Danach 10 Sekunden lang klassische Push-ups mit vollständigem Radius ausführen.

1

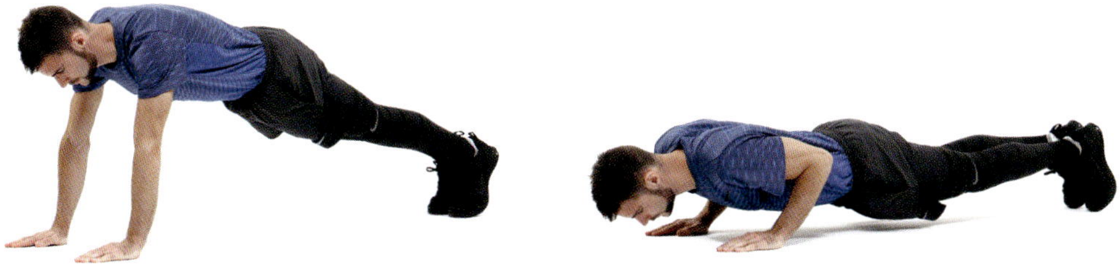

Mit aufgestellten Füßen oder Knien, je nach Trainingsstand

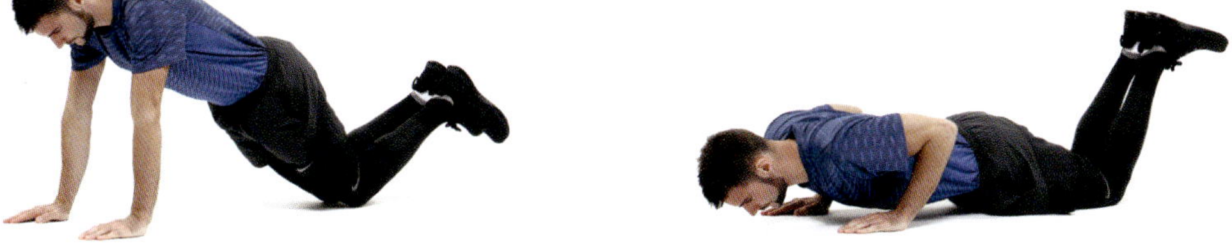

BRUST + TRIZEPS Workout 7

7 Minuten

2 Minuten • **WARM-UP 1** • Siehe Seite 86f.

1.

15 Sekunden • **Push-up** • 5 Sekunden Pause

2.

15 Sekunden • **Trizepsstrecken, rechts** • 5 Sekunden Pause

15 Sekunden • **Trizepsstrecken, links** • 5 Sekunden Pause

Diese Übungsreihe 7-mal wiederholen. Das Training mit Cool-down 1 beenden.

Hinweise

Push-up: Die Hände sind schulterbreit aufgestellt, die Ellbogen bleiben nah am Körper. Beim Hochkommen kraftvoll abstoßen.

Trizepsstrecken: Eine 1,5-Liter-Wasserflasche in die Hand nehmen. Die Schulter darf sich nicht bewegen. Der Ellbogen befindet sich hinter der Schulter. Den Ellbogen beugen und strecken.

1

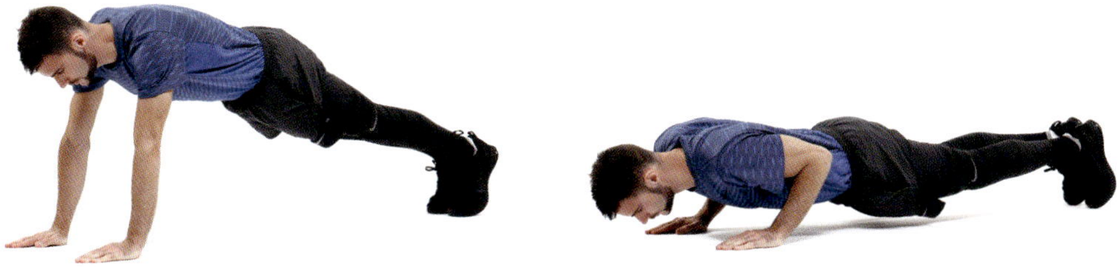

Mit aufgestellten Füßen oder Knien, je nach Trainingsstand

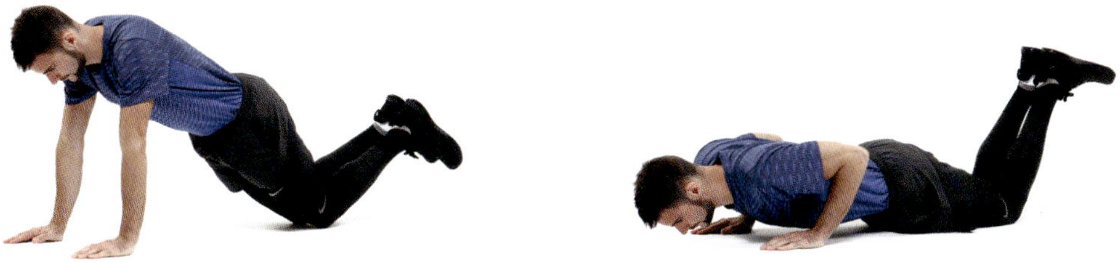

2

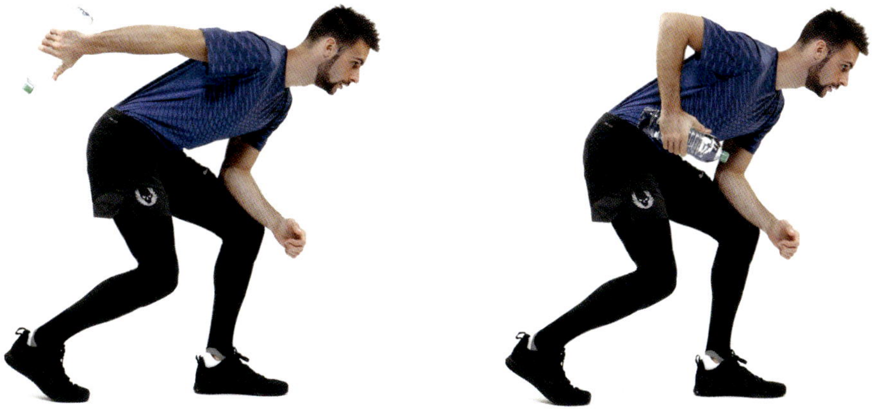

Mit einer 1,5-Liter-Wasserflasche

BRUST Workout 8

7 Minuten

2 Minuten • **WARM-UP 1** • Siehe Seite 86f.

1.

15 Sekunden • **Push-up, isometrisch** • 15 Sekunden Pause

15 Sekunden • **Push-up ohne Pause** • 15 Sekunden Pause

Diese Übung 7-mal wiederholen. Das Training mit Cool-down 1 beenden.

Hinweise

Push-up isometrisch: Die Ellbogen im rechten Winkel beugen und in dieser Position bleiben.

Push-up ohne Pause: Push-ups ohne Halt in der obersten und untersten Position ausführen, sodass die Muskeln die Spannung halten.

1

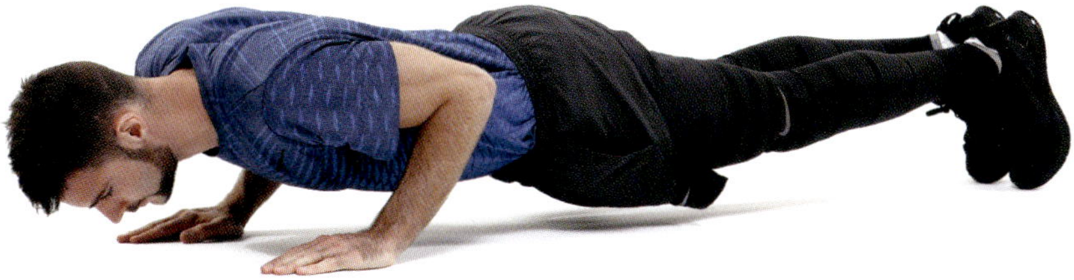

Mit aufgestellten Füßen oder Knien, je nach Trainingsstand

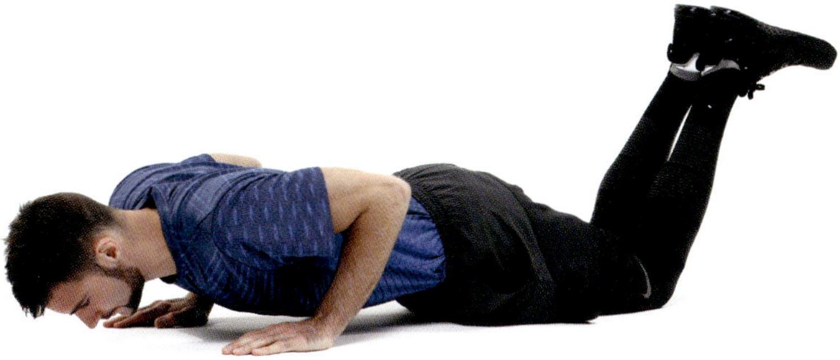

BRUST + BAUCH Workout 9

7 Minuten

2 Minuten • **WARM-UP 1** • Siehe Seite 86f.

1.

20 Sekunden • **Spiderman Push-up**

2.

10 Sekunden • **Bergsteiger** • 30 Sekunden Pause

Diese Übungsreihe 7-mal wiederholen. Das Training mit Cool-down 1 beenden.

Hinweise

Spiderman Push-up: Die Arme beugen und ein Knie zum Ellbogen auf der gleichen Seite bringen. Bei jeder Wiederholung die Seite wechseln. Den Bauch anspannen.

Bergsteiger: Aus der Brettposition abwechselnd die Knie anziehen. Die Bauchmuskeln sind angespannt.

1

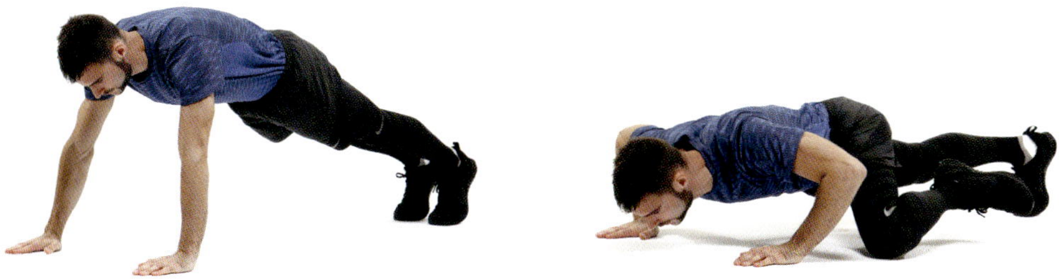

Mit aufgestellten Füßen oder Knien, je nach Trainingsstand

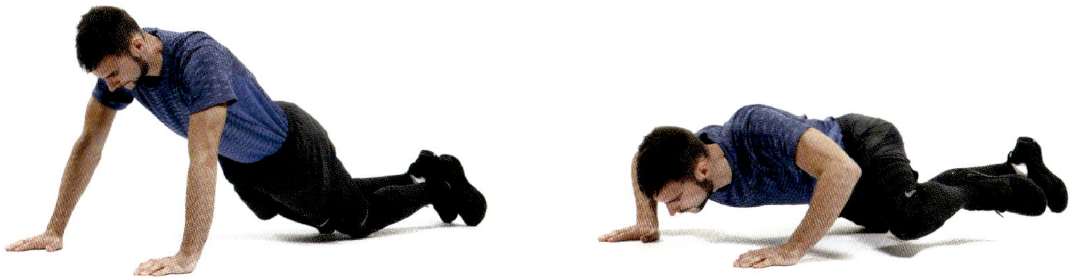

2

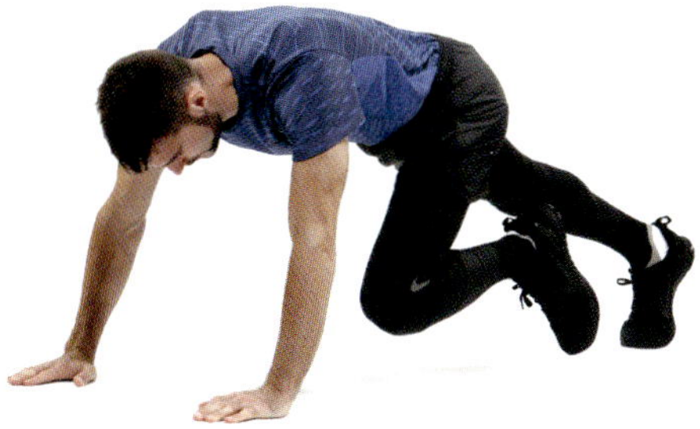

SCHULTERN + BRUST

Workout 10 7 Minuten

2 Minuten • **WARM-UP 1** • Siehe Seite 86f.

1.

30 Sekunden • **Push-up + Up and Down** • 30 Sekunden Pause

Diese Übungsreihe 7-mal wiederholen. Das Training mit Cool-down 1 beenden.

Hinweis

Push-up + Up and Down: Einen Liegestütz vor einem Step ausführen. Die rechte Hand auf den Step heben, gefolgt von der linken Hand. Die rechte Hand wieder auf den Boden bringen, dann die linke, neuer Push-up. Und wiederholen.

1

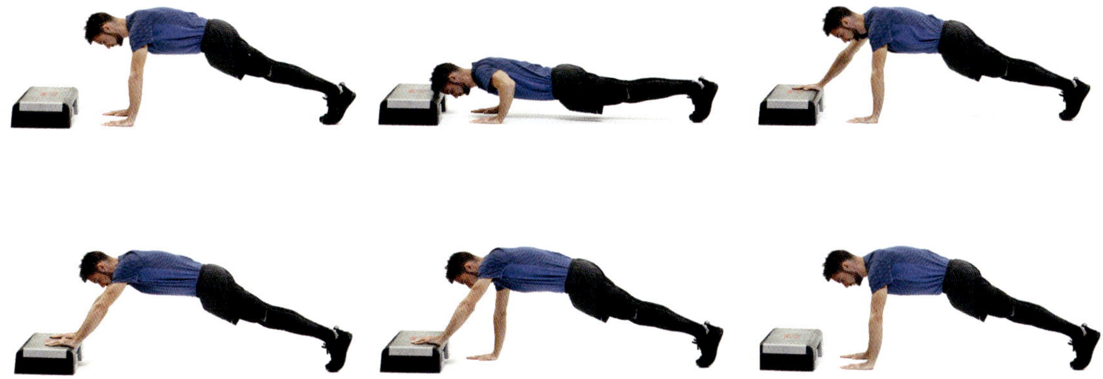

Mit aufgestellten Füßen oder Knien, je nach Trainingsstand

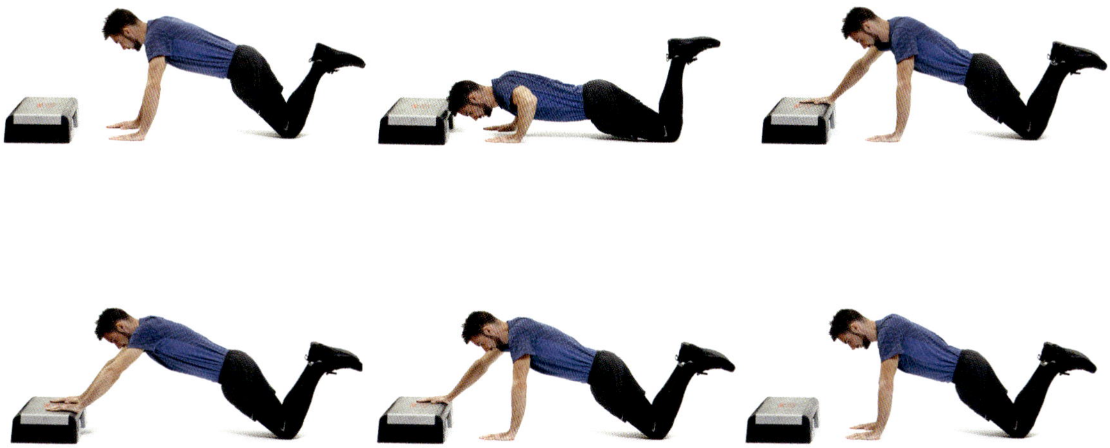

SCHULTERN + BRUST **Workout 11** 7 Minuten

2 Minuten • **WARM-UP 1** • Siehe Seite 86f.

1.

15 Sekunden • **Push-up, Füße auf einem Step** • 15 Sekunden Pause

2.

15 Sekunden • **Zweipunktstütz** • 15 Sekunden Pause

Diese Übungsreihe 7-mal wiederholen. Das Training mit Cool-down 1 beenden.

Hinweise

Push-up: Knie oder Füße auf einen Step stellen und den Körper durch Beugen der Arme so weit wie möglich absenken. Beim Hochkommen kraftvoll abstoßen.

Zweipunktstütz: In Liegestützposition auf dem Boden den rechten Arm und das linke Bein gleichzeitig anheben. Das Becken so wenig wie möglich bewegen. Dann die Seite wechseln. Den Bauch anspannen.

1

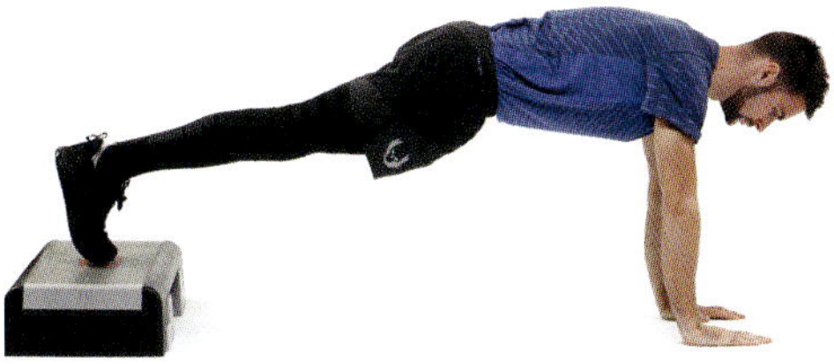

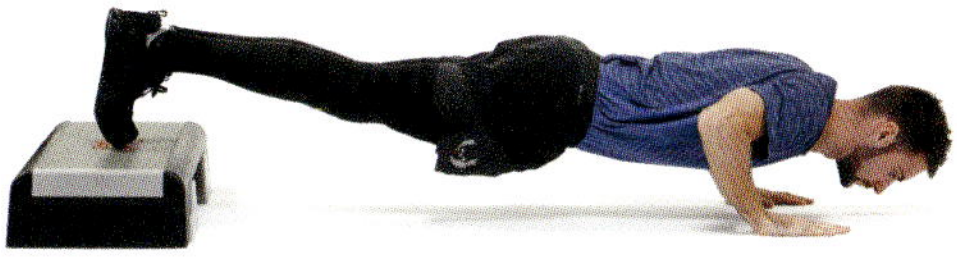

Mit aufgestellten Füßen oder Knien, je nach Trainingsstand

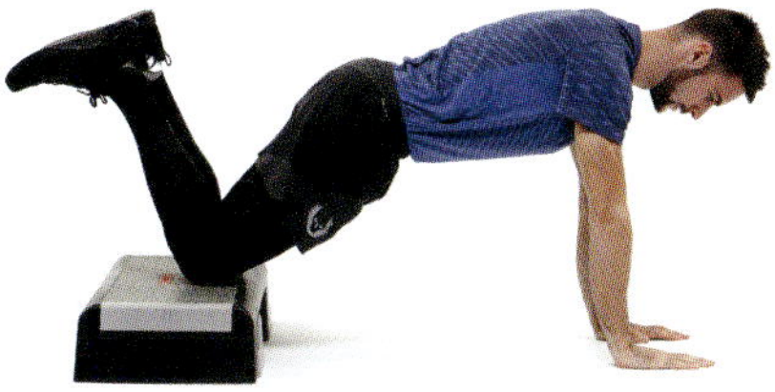

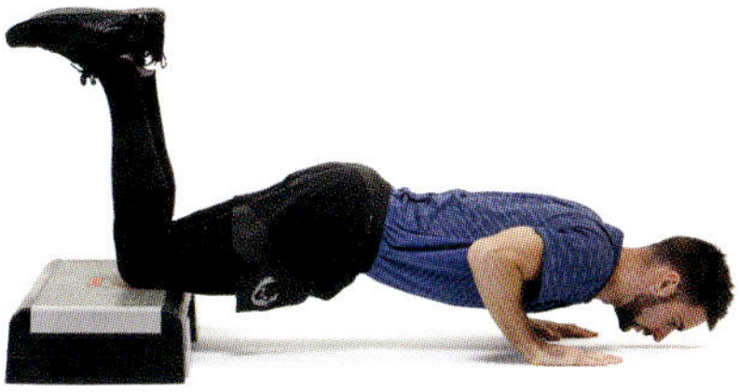

2

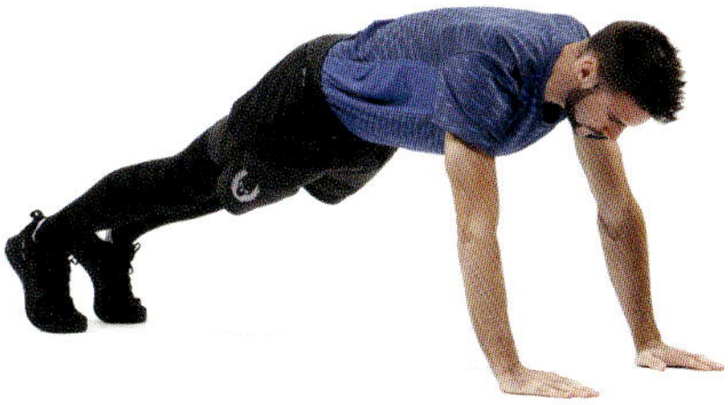

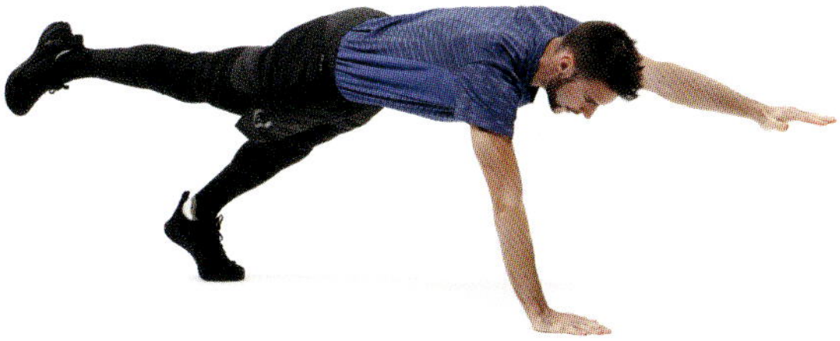

RÜCKEN Workout 12

7 Minuten

2 Minuten • **WARM-UP 1** • Siehe Seite 86f.

1.

20 Sekunden • **Rudern am Tisch** • 40 Sekunden Pause

Diese Übung 7-mal wiederholen. Das Training mit Cool-down 1 beenden.

Hinweis

Rudern am Tisch: Auf den Rücken unter einen Tisch legen, sodass der Kopf »im Freien« ist; die Tischplatte greifen. Die Brust so hoch wie möglich zum Tisch ziehen und dann die Arme wieder strecken. Vergewissere dich vor dem Training, dass der Tisch stabil ist.

1

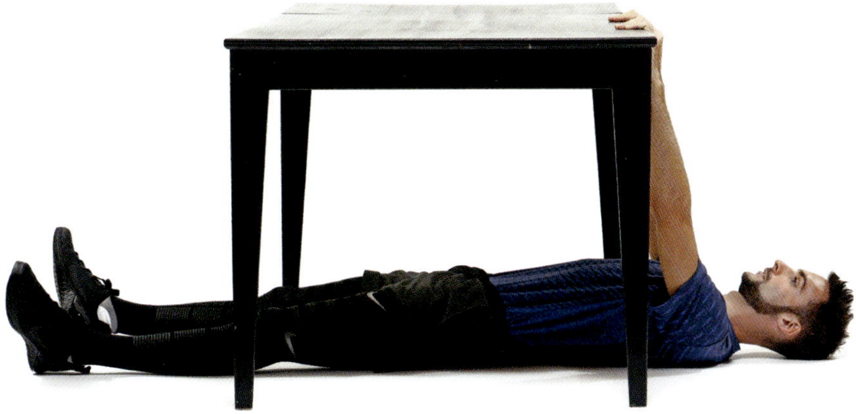

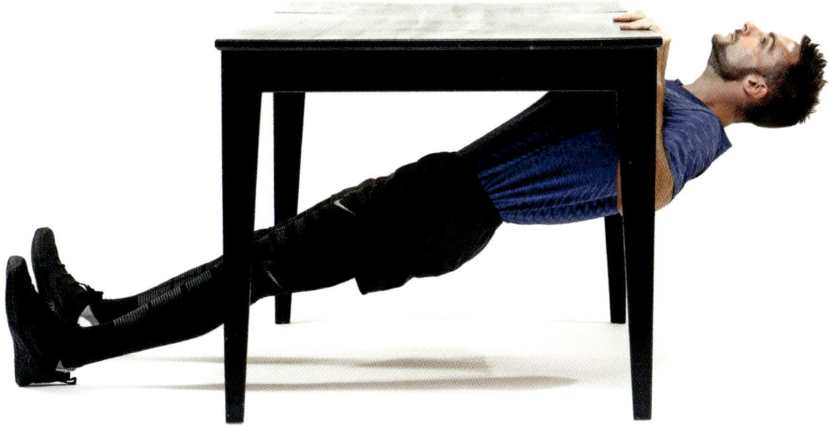

BIZEPS Workout 13

7 Minuten

2 Minuten • **WARM-UP 1** • Siehe Seite 86f.

1.

15 Sekunden • **Chin-up am Tisch**

+ 5 Sekunden • **Chin-up am Tisch, isometrisch** • 40 Sekunden Pause

Diese Übungsreihe 7-mal wiederholen. Das Training mit Cool-down 1 beenden.

Hinweise

Chin-up: Unter einen Tisch auf den Rücken legen, der Kopf ist dabei unter dem Tisch, Körper und Beine ragen »im Freien« hervor; die Fersen auf dem Boden, die Beine gestreckt, die Tischplatte greifen. Mit gestreckten Armen beginnen. So nah wie möglich zur Tischplatte ziehen. Die Gesäßmuskeln anspannen. Wieder absenken. Am Ende der 15 Sekunden die Position mit gebeugten Armen noch 5 Sekunden halten.

Vergewissere dich vor dem Training, dass der Tisch stabil ist.

1

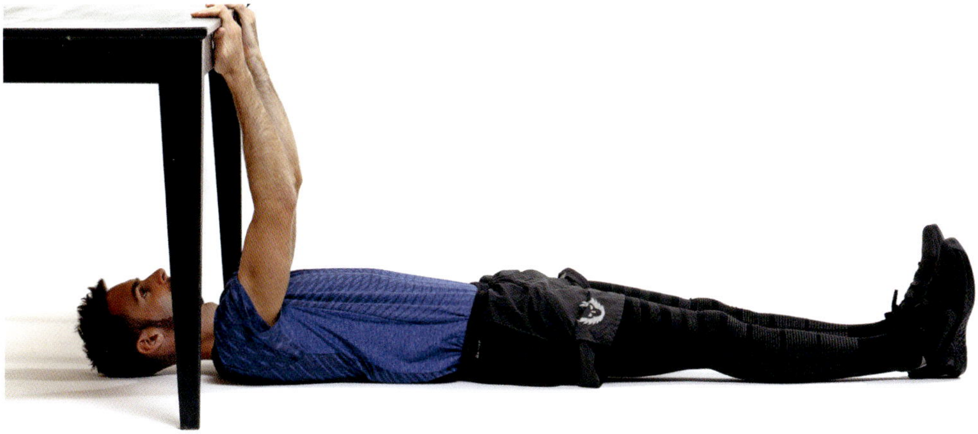

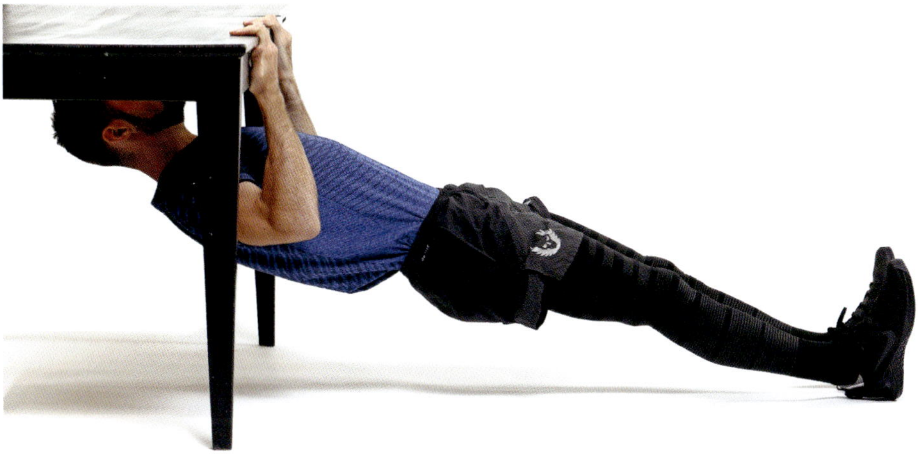

BEINE Workout 14

6 Minuten

3 Minuten • **WARM-UP 2** • Siehe Seite 88f.

1.

10 Sekunden • **Lotus, rechts** • 5 Sekunden Pause

10 Sekunden • **Lotus, links** • 5 Sekunden Pause

2.

20 Sekunden • **Squats mit Kick** • 10 Sekunden Pause

Diese Übungsreihe 6-mal wiederholen. Das Training mit Cool-down 2 beenden.

Hinweise

Lotus rechts: Das linke Bein auf das rechte Knie legen und das rechte Bein beugen. Je stärker das Bein gebeugt wird, desto mehr Muskelfasern kommen zum Einsatz.

Squats mit Kick: Die Beine beugen und dynamisch strecken, wobei das rechte Knie die linke Hand berührt, bei der nächsten Wiederholung umgekehrt. Bei jeder Wiederholung wechseln.

1

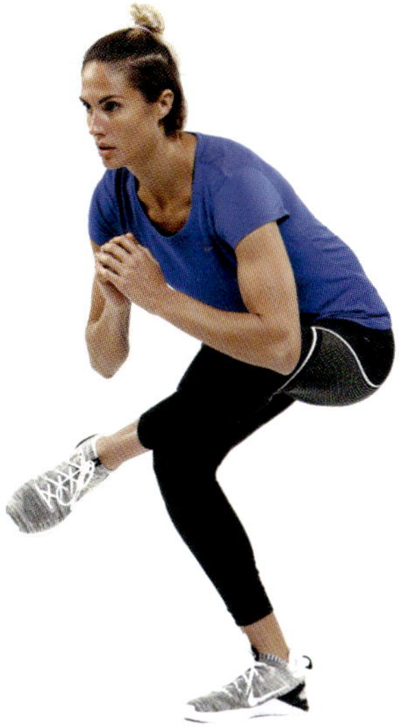

2

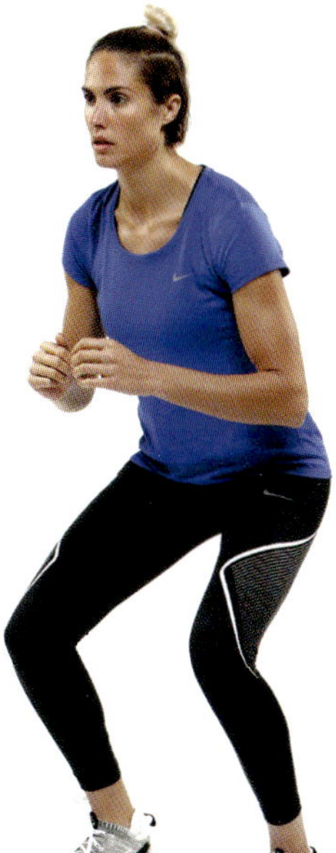

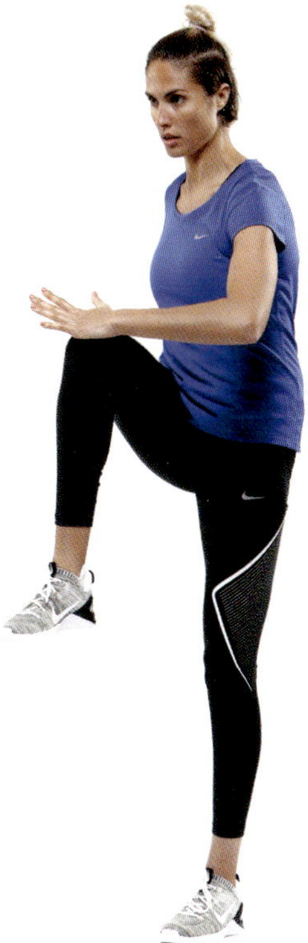

BEINE Workout 15

6 Minuten

3 Minuten • **WARM-UP 2** • Siehe Seite 88f.

1.

15 Sekunden • **Squats mit Zittern**

2.

15 Sekunden • **Hampelmann mit Kniebeuge**

3.

15 Sekunden • **Dynamisches Knieheben am Platz** • 15 Sekunden Pause

Diese Übungsreihe 6-mal wiederholen. Das Training mit Cool-down 2 beenden.

Hinweise

Squats mit Zittern: Einen Halb-Squat machen und kleine Beuge- und Streckbewegungen ausführen, sodass zwischen Halb- und Viertel-Squat gewechselt wird. Das heißt: nicht wieder zum Stehen kommen, sondern die Muskeln stehen die ganze Zeit unter Spannung.

Hampelmann mit Kniebeuge: Im Stand mit geschlossenen Beinen beginnen. Im Sprung die Beine spreizen und in einen Halb-Squat gehen. Wieder zurück in die Ausgangsstellung springen.

Knieheben: Arme mitnehmen, um die Intensität zu steigern. Der linke Ellbogen geht nach vorn, wenn du das rechte Knie hebst, und umgekehrt.

1

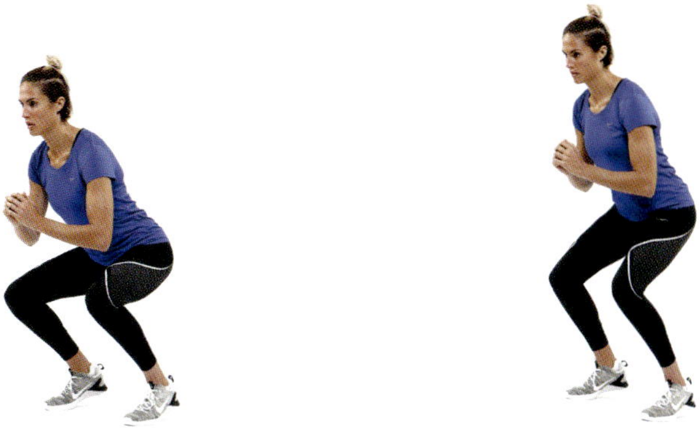

2

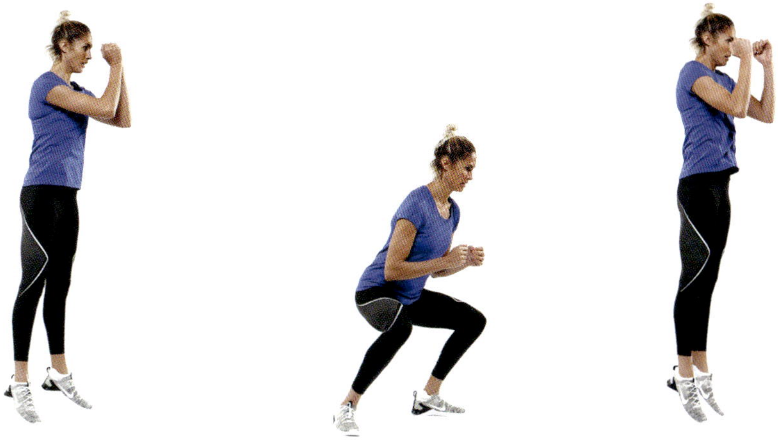

3

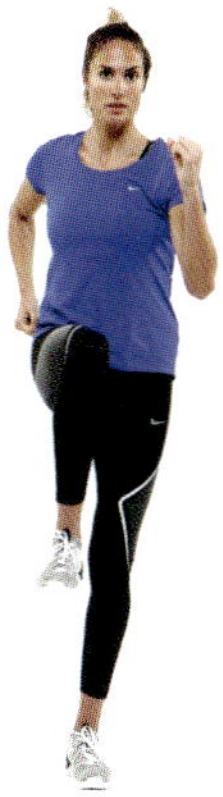

BEINE Workout 16

6 Minuten

3 Minuten • **WARM-UP 2** • Siehe Seite 88f.

1.

20 Sekunden • **Sumo Squats, stato-dynamisch**

2.

20 Sekunden • **Hampelmann mit Kniebeuge** • 20 Sekunden Pause

Diese Übungsreihe 6-mal wiederholen. Das Training mit Cool-down 2 beenden.

Hinweise

Sumo Squat: Einen etwas mehr als hüftbreiten Stand einnehmen, die Füße leicht nach außen gedreht. In einen Halb-Squat gehen und 2 Sekunden halten, kraftvoll abspingen und, wieder in der Ausgangsposition, auf den Zehenspitzen landen, um auch die Waden einzusetzen.

Hampelmann mit Kniebeuge: Im Stand mit geschlossenen Beinen beginnen. Im Sprung die Beine spreizen und in einen Halb-Squat gehen. Wieder zurück in die Ausgangsstellung springen.

1

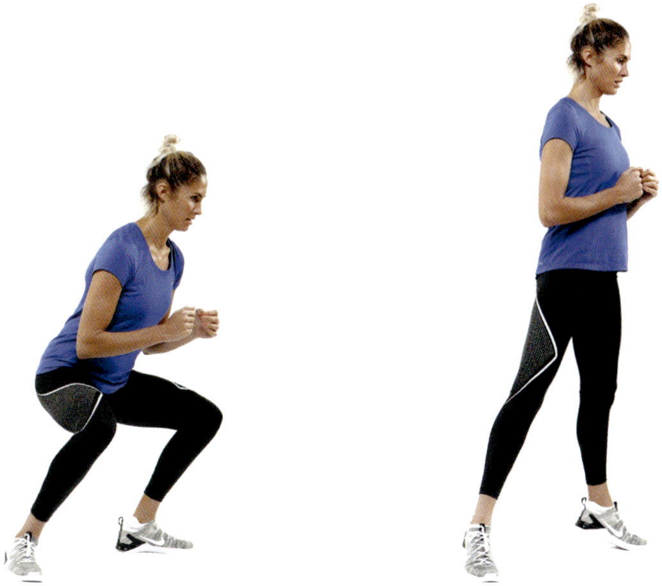

2

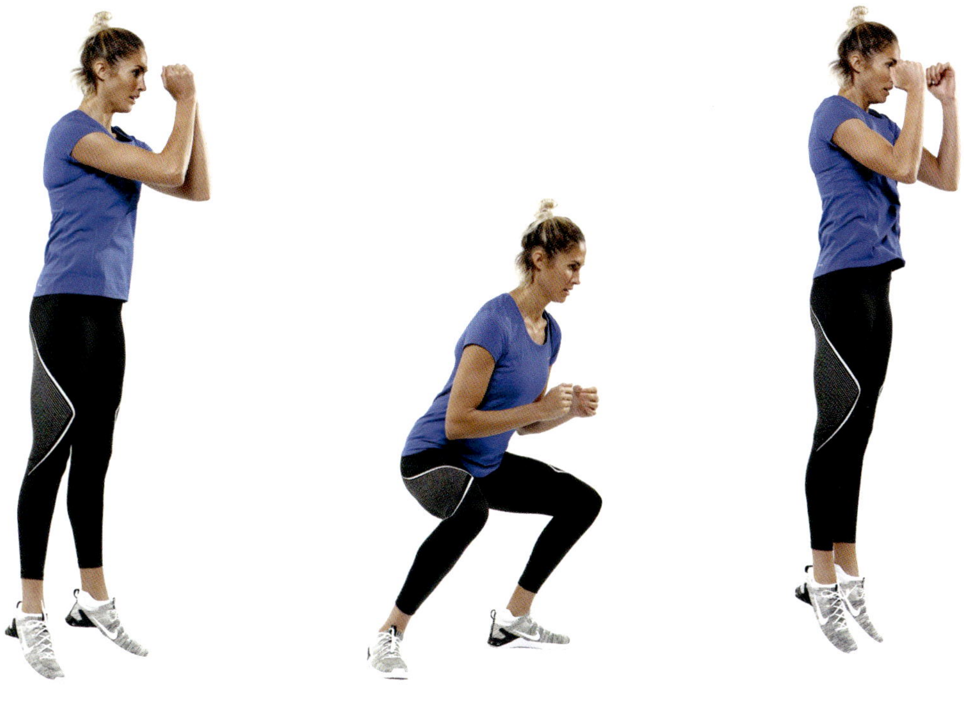

BEINE Workout 17

6 Minuten

3 Minuten • **WARM-UP 2** • Siehe Seite 88f.

1.

30 Sekunden • **Ausfallschritt, links**

2.

20 Sekunden • **Gesprungener Ausfallschritt, links** • 20 Sekunden Pause

Wechsle nach jedem Durchgang die Seite. Diese Übungsreihe 6-mal wiederholen. Das Training mit Cool-down 2 beenden.

Hinweise

Ausfallschritt: Beine parallel stellen. Mit dem linken Bein einen großen Schritt nach vorn machen und das Bein beugen. Um wieder in die Ausgangsposition zurückzukommen, kräftig mit dem linken Fuß abdrücken. Mit demselben Bein wiederholen.

Gesprungener Ausfallschritt: Im Ausfallschritt nach oben springen, das linke Bein bleibt die ganze Zeit gebeugt und vorn.

1

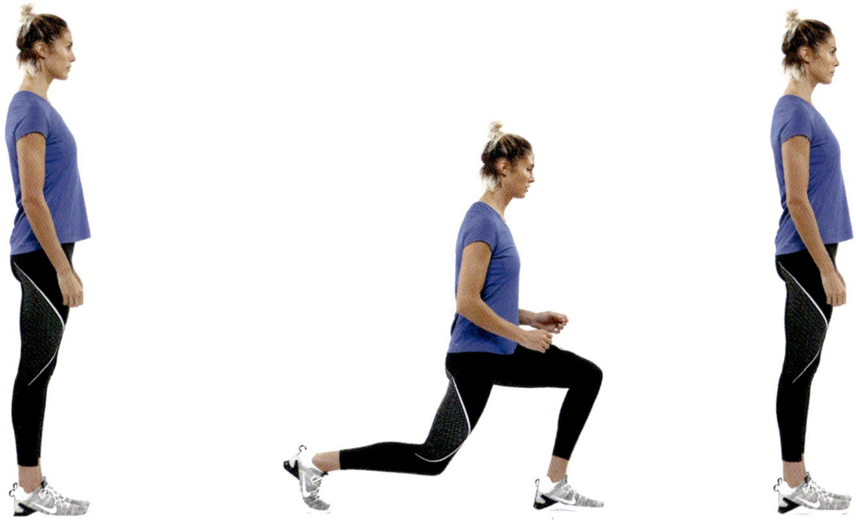

2

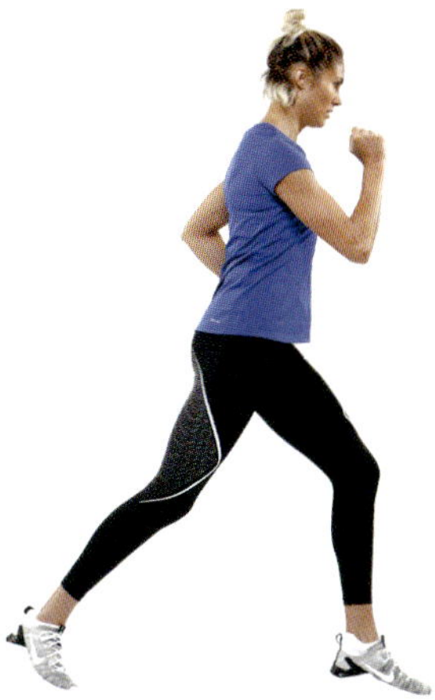

BEINE Workout 18

6 Minuten

3 Minuten • **WARM-UP 2** • Siehe Seite 88f.

1.

20 Sekunden • **Ausfallschritt über 2–3 Treppenstufen**

2.

20 Sekunden • **Wechselschritt über Treppenstufen** • 10 Sekunden Pause

Diese Übungsreihe 6-mal wiederholen. Das Training mit Cool-down 2 beenden.

Hinweise

Ausfallschritt: Einen Fuß auf die zweite oder dritte Treppenstufe stellen. Je höher die Stufe ist, desto mehr Muskelfasern kommen zum Einsatz. Mit dem hinteren Fuß abstoßen und das Knie anziehen. Das hintere Knie bleibt fest. Wieder absteigen und mit demselben Bein wiederholen.

Wechselschritt: Einen Fuß auf die erste Treppenstufe stellen. Im Sprung das Bein wechseln. Nicht zu schnell, sondern immer kräftig abstoßen und bei jeder Wiederholung möglichst hoch springen.

1

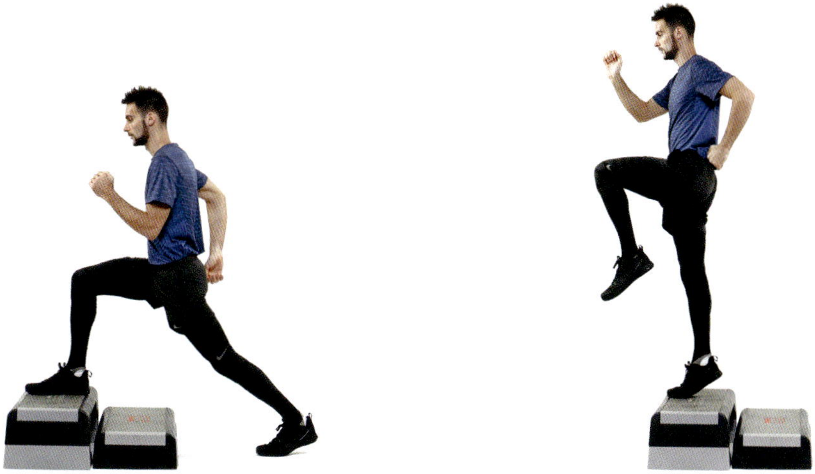

2

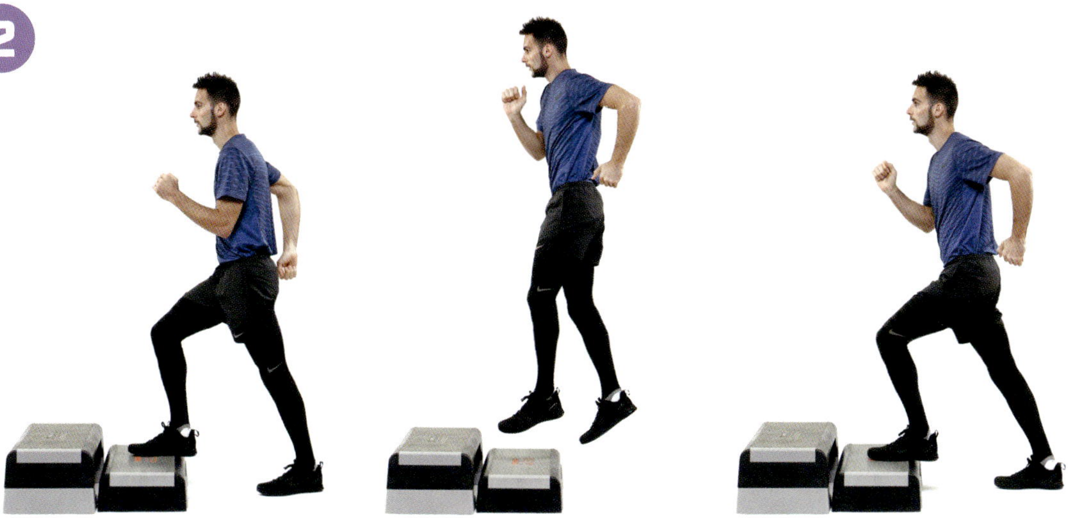

BEINE Workout 19

6 Minuten

3 Minuten • **WARM-UP 2** • Siehe Seite 88f.

1.

10 Sekunden • **Stuhl**

2.

30 Sekunden • **Ausfallschritte vor und zurück** • 20 Sekunden Pause

Diese Übungsreihe 6-mal wiederholen. Das Training mit Cool-down 2 beenden.

Hinweise

Stuhl: Einen Squat ausführen und die unterste Position halten. Je tiefer die Position, desto mehr Muskelfasern kommen zum Einsatz.

Ausfallschritte vor und zurück: Zwei große Ausfallschritte nach vorn (erst mit dem linken, dann mit dem rechten Bein) und dann mit kleinen Schritten bis zum Startpunkt zurücklaufen. Wiederholen.

1

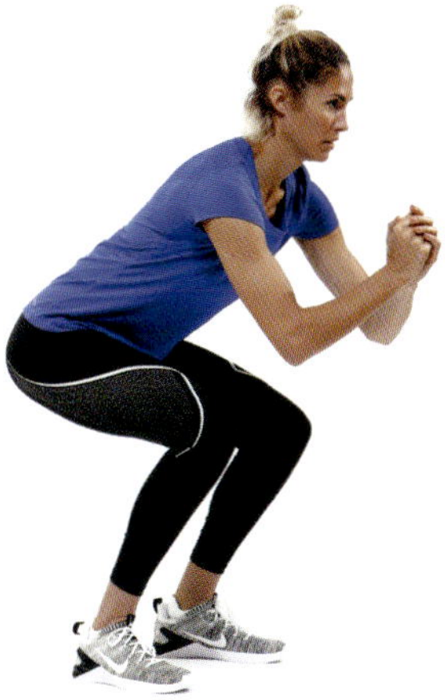

2

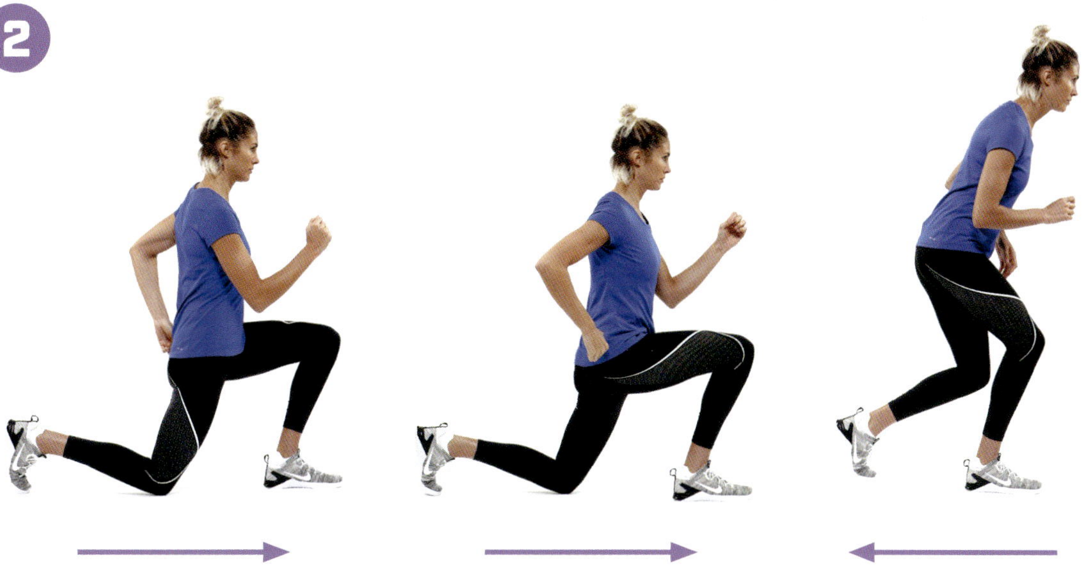

BEINE Workout 20

6 Minuten

3 Minuten • **WARM-UP 2** • Siehe Seite 88f.

1.

40 Sekunden • **Schnelle Schritte auf 2,5 Metern + Squats**

2.

20 Sekunden • **Aktive Erholung mit Laufen am Platz**

Diese Übungsreihe 6-mal wiederholen. Das Training mit Cool-down 2 beenden.

Hinweis

Schnelle Schritte + Squats: Kleine Schritte vor und zurück auf eine Distanz von etwa 2,5 Metern machen. Tief bleiben und die Knie gebeugt halten. Vor dem Richtungswechsel einen Squat ausführen.

1

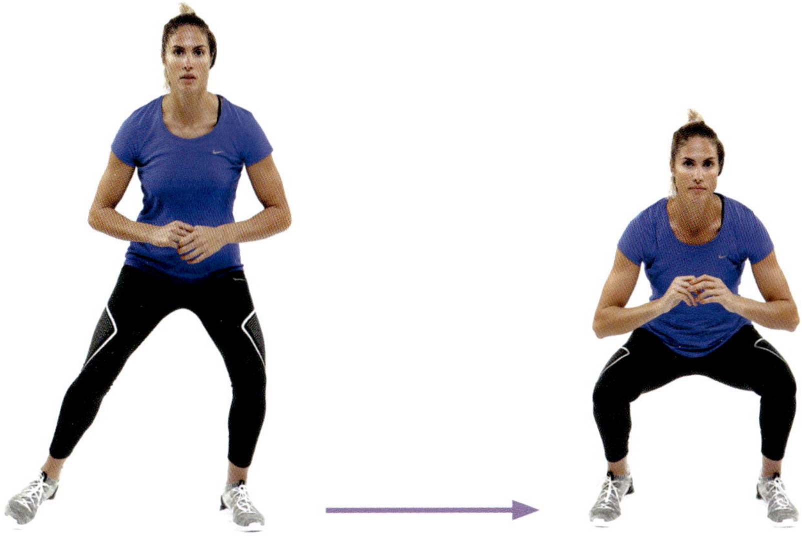

2

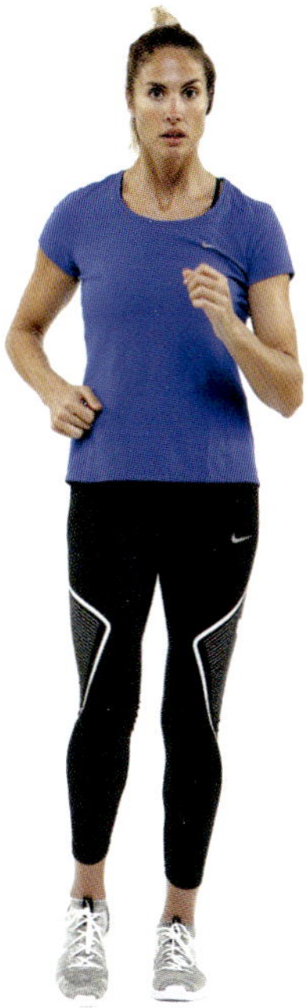

BEINE Workout 21

6 Minuten

3 Minuten • **WARM-UP 2** • Siehe Seite 88f.

1.

30 Sekunden • **Ausfallschritt, rechts**

2.

15 Sekunden • **Step-up, rechts** • 15 Sekunden Pause

Wechsle die Seite nach jedem Durchgang. Diese Übungsreihe 6-mal wiederholen. Das Training mit Cool-down 2 beenden.

Hinweise

Ausfallschritt: Mit geschlossenen Füßen beginnen und ein Bein nach vorn in den Ausfallschritt stellen. Dabei so weit wie möglich nach unten gehen. In die Ausgangsposition zurückkehren und die Seite wechseln.

Step-up: Einen Fuß auf einen Stuhl stellen und kräftig abstoßen, um dynamisch hochzusteigen. Das andere Knie bleibt fest. Zurückkommen und mit demselben Bein wiederholen.

1

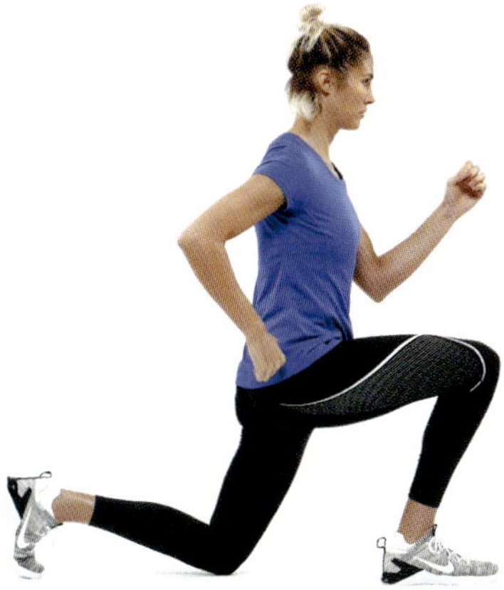

2

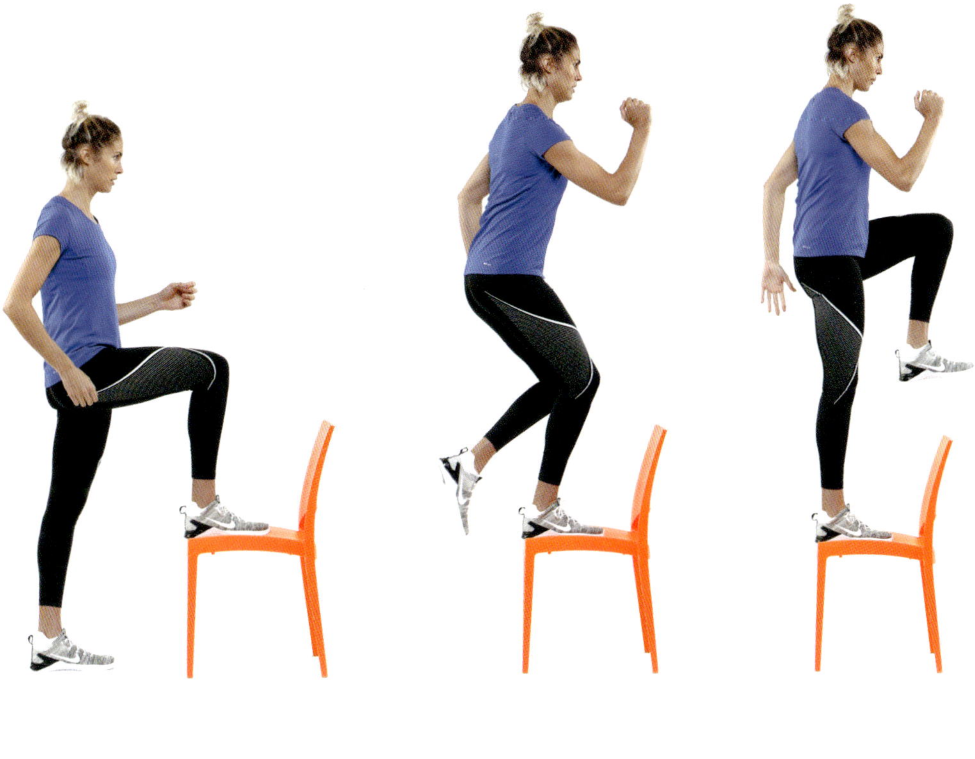

BEINE Workout 22

6 Minuten

3 Minuten • **WARM-UP 2** • Siehe Seite 88f.

1.

15 Sekunden • **Ausfallschritt, abwechselnd** • 5 Sekunden Pause, um sich hinzuknien

2.

15 Sekunden • **Beinheben mit gebeugtem Bein, rechts**

15 Sekunden • **Beinheben mit gebeugtem Bein, links** • 10 Sekunden Pause beim Aufstehen

Diese Übungsreihe 6-mal wiederholen. Das Training mit Cool-down 2 beenden.

Hinweise

Ausfallschritt: Im aufrechten Stand beginnen, Füße parallel. Einen großen Vorwärtsschritt nach vorn machen und das Knie beugen. Dann mit Schwung wieder in die Ausgangsposition zurückkehren. Bei jeder Wiederholung die Seite wechseln.

Beinheben: In den Vierfüßlerstand gehen, die Unterarme ablegen und die Hände übereinanderlegen. Ein Bein angewinkelt vom Boden abheben, sodass Ober- und Unterschenkel einen rechten Winkel bilden. Das angewinkelte Bein heben und senken.

1

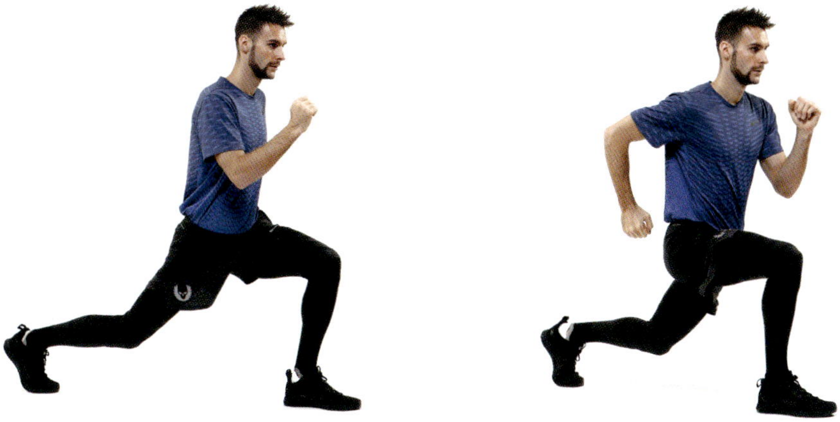

2

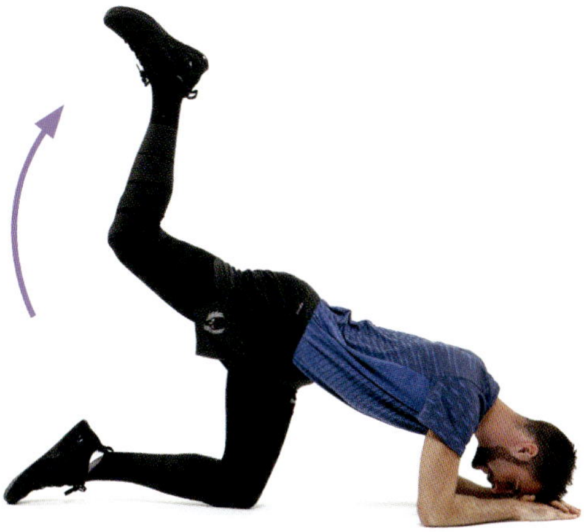

GANZER KÖRPER

Workout 23 7 Minuten

2 Minuten • **WARM-UP 3** • Siehe Seite 90f.

1.

20 Sekunden • **Burpees ohne Sprünge**

2.

10 Sekunden • **Squats**

3.

10 Sekunden • **Push-up** • 20 Sekunden Pause

Diese Übungsreihe 7-mal wiederholen. Das Training mit Cool-down 2 beenden.

Hinweis

Burpees: In die Hocke gehen, die Hände auf den Boden platzieren, nach hinten springen, in die Brettposition kommen. Der ganze Körper bildet eine Linie. Einen Push-up ausführen. Zurück in die Brettposition, zu den Händen springen und zum Stehen kommen. Wiederholen.

1

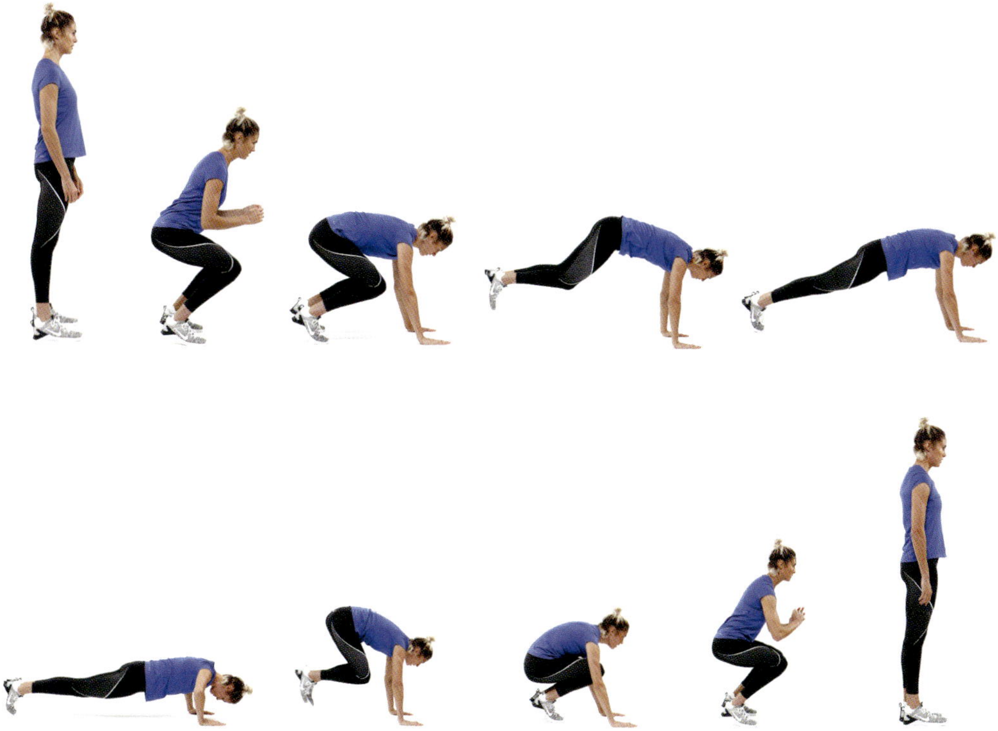

2

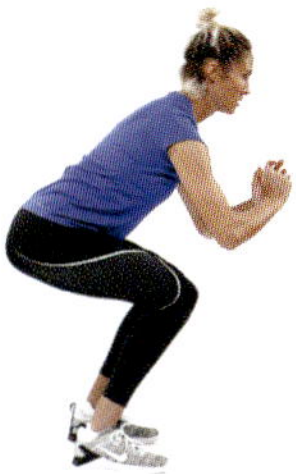

3

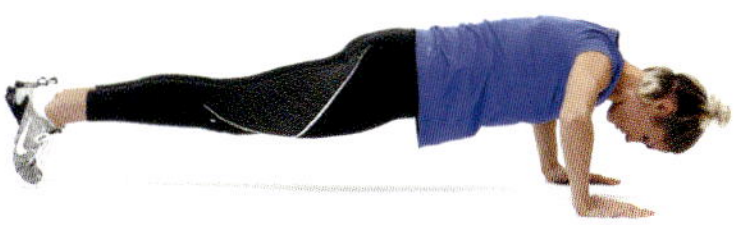

GANZER KÖRPER

Workout 24 7 Minuten

2 Minuten • **WARM-UP 3** • Siehe Seite 90f.

1.

30 Sekunden • **Squats + Schulterdrücken** • 10 Sekunden Pause auf dem Weg ins Brett

2.

10 Sekunden • **Dynamisches Brett** • 10 Sekunden Pause beim Aufstehen

Diese Übungsreihe 7-mal wiederholen. Das Training mit Cool-down 2 beenden.

Hinweise

Squats + Schulterdrücken: In jede Hand eine 1,5-Liter-Wasserflasche nehmen und in Schulterhöhe halten. In die Hocke gehen und dynamisch wieder hochkommen. Währenddessen die Flaschen nach oben drücken.

Brett: Beginne in der Liegestützposition. Hebe einen Arm in die Horizontale, dann komm in die Ausgangsposition zurück und wechsle die Seite. Bauch und Beckenboden sind angespannt.

1

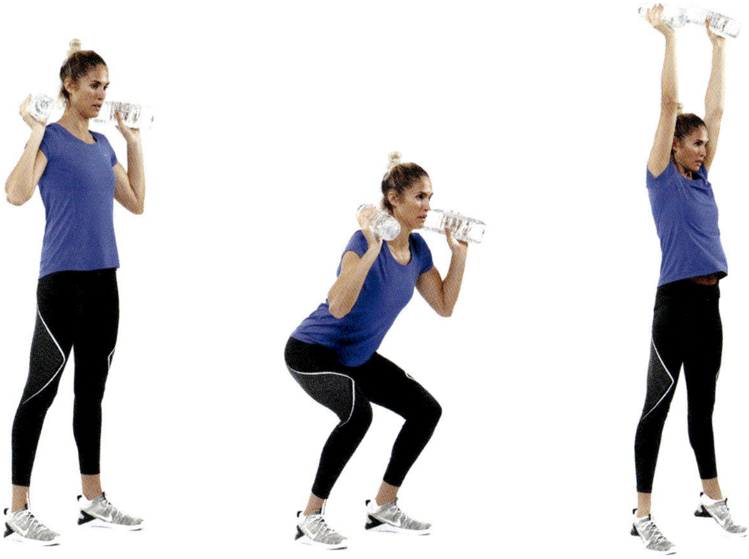

2

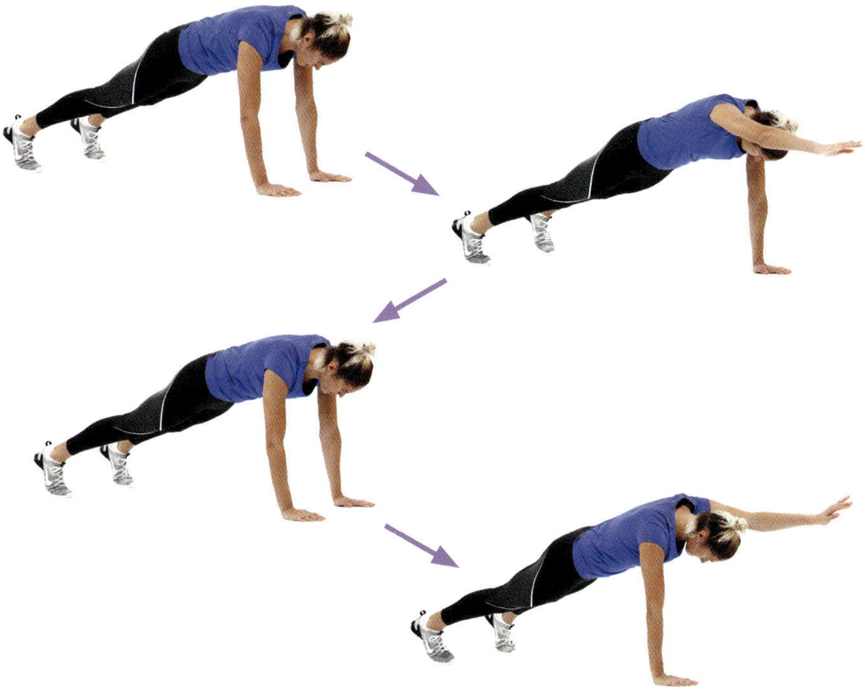

GANZER KÖRPER

Workout 25 7 Minuten

2 Minuten • **WARM-UP 3** • Siehe Seite 90f.

1.

20 Sekunden • **Einbeinige Burpees, rechts**

20 Sekunden • **Einbeinige Burpees, links**

2.

10 Sekunden • **Bergsteiger** • 10 Sekunden Pause

Diese Übungsreihe 7-mal wiederholen. Das Training mit Cool-down 2 beenden.

Hinweise

Einbeinige Burpees: Bei dieser Übung wird ein Bein die ganze Zeit angehoben. In die Hocke gehen, die Hände auf dem Boden platzieren, nach hinten springen, in die Brettposition kommen. Der ganze Körper bildet eine Linie. Einen Push-up ausführen. Zurück in die Brettposition, zu den Händen springen und zum einbeinigen Stehen kommen.

Bergsteiger: Brettposition einnehmen. Bauch und Beckenboden sind angespannt. Wechselseitig und dynamisch die Knie anziehen.

1

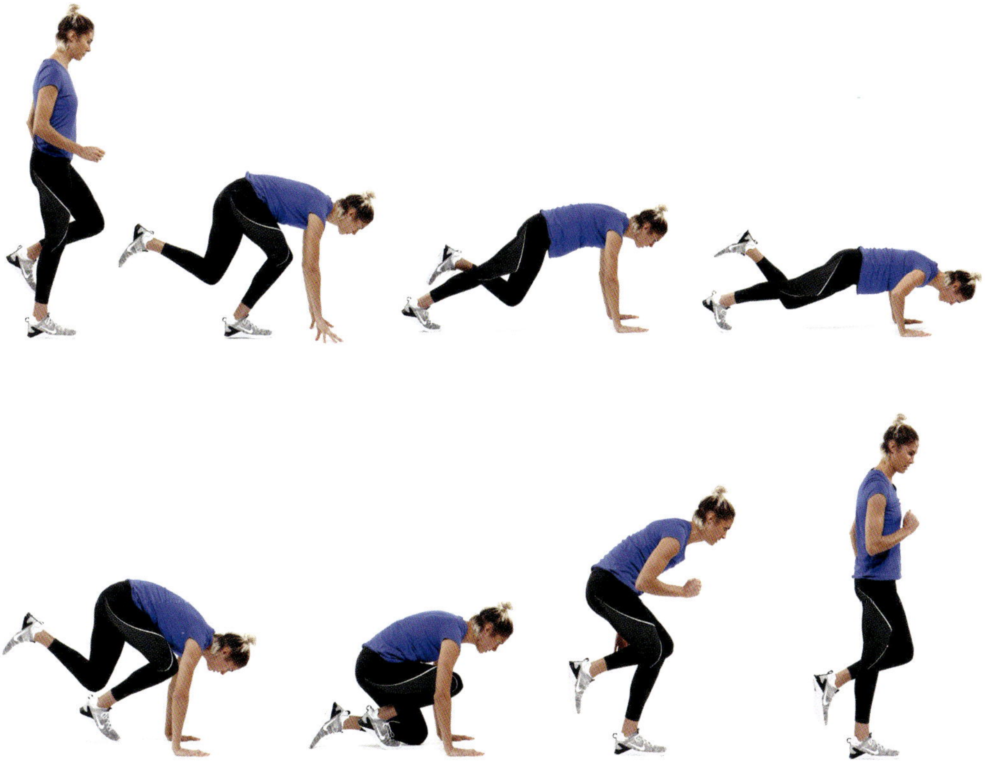

2

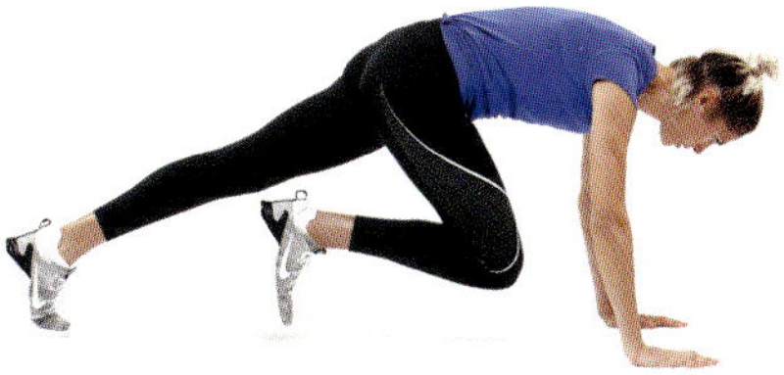

GANZER KÖRPER

Workout 26 7 Minuten

2 Minuten • **WARM-UP 3** • Siehe Seite 90f.

1.

15 Sekunden • **Ausfallschritt rückwärts, rechts + Schulterdrücken**

15 Sekunden • **Ausfallschritt rückwärts, links + Schulterdrücken**

2.

10 Sekunden • **Gesprungener Ausfallschritt + Schulterstrecken** • 20 Sekunden Pause

Diese Übungsreihe 7-mal wiederholen. Das Training mit Cool-down 2 beenden.

Hinweise

Ausfallschritt rückwärts + Schulterdrücken: Eine 1,5-Liter-Wasserflasche in jede Hand nehmen und auf Schulterhöhe halten. Ein Bein nach hinten bringen und das andere Bein beugen. Kraftvoll abstoßen, das Knie hochziehen und die Flaschen nach oben drücken.

Gesprungener Ausfallschritt: Genauso ausführen, aber statt dem Knie-Hochziehen nach oben springen.

1

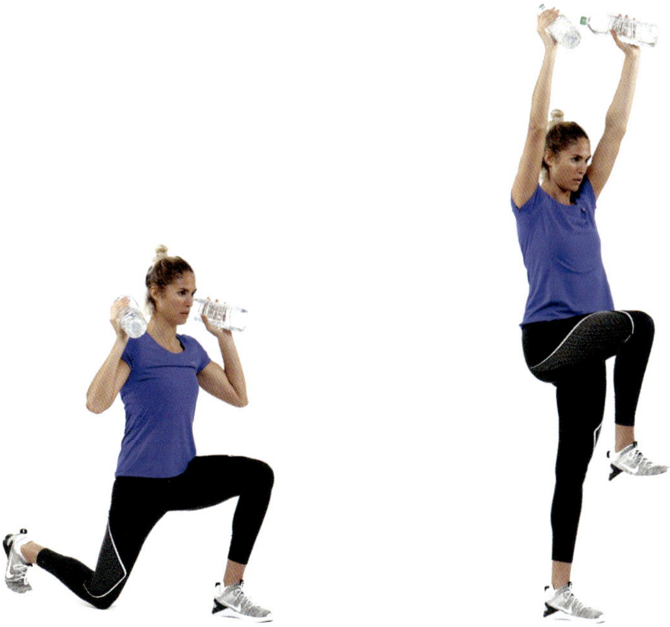

2

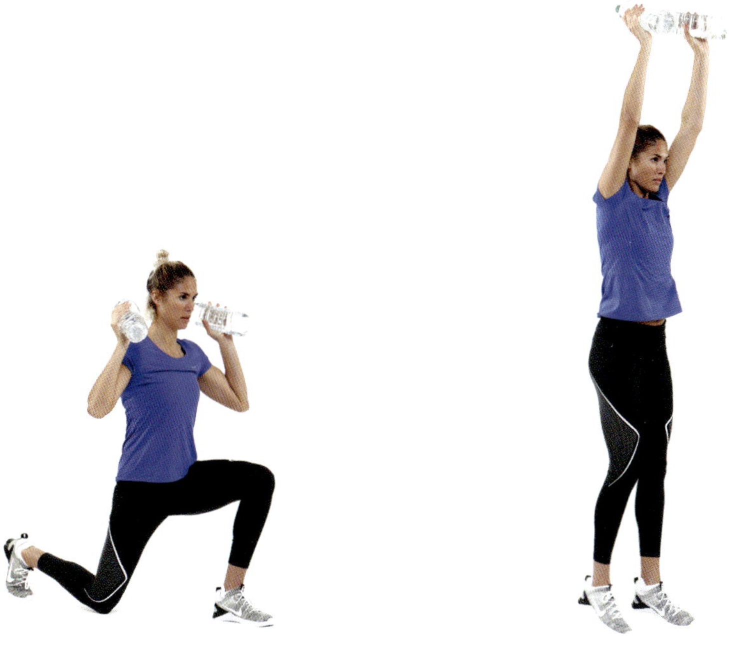

GANZER KÖRPER Workout 27

7 Minuten

2 Minuten • **WARM-UP 3** • Siehe Seite 90f.

1.

15 Sekunden • **Snatch, rechts**

15 Sekunden • **Snatch, links**

2.

15 Sekunden • **Knieheben mit Schulterdrücken** • 15 Sekunden Pause

Diese Übungsreihe 7-mal wiederholen. Das Training mit Cool-down 2 beenden.

Hinweise

Snatch: Eine 1,5-Liter-Wasserflasche in die Hand nehmen. Nach vorne beugen, sodass die Flasche den Boden berührt. Dabei geradeaus schauen und den Rücken gerade halten. Die Flasche explosiv nach oben ziehen, indem der Ellbogen nach oben zieht. Gleichzeitig die Knie strecken. Wenn die Flasche auf Höhe der Schultern ist, den Arm strecken und die Flasche nach oben drücken.

Knieheben mit Schulterdrücken: Das rechte Knie heben, gleichzeitig den linken Arm mit der Flasche ausstrecken und umgekehrt. Die Bewegung ist dynamisch und wird nicht unterbrochen.

1

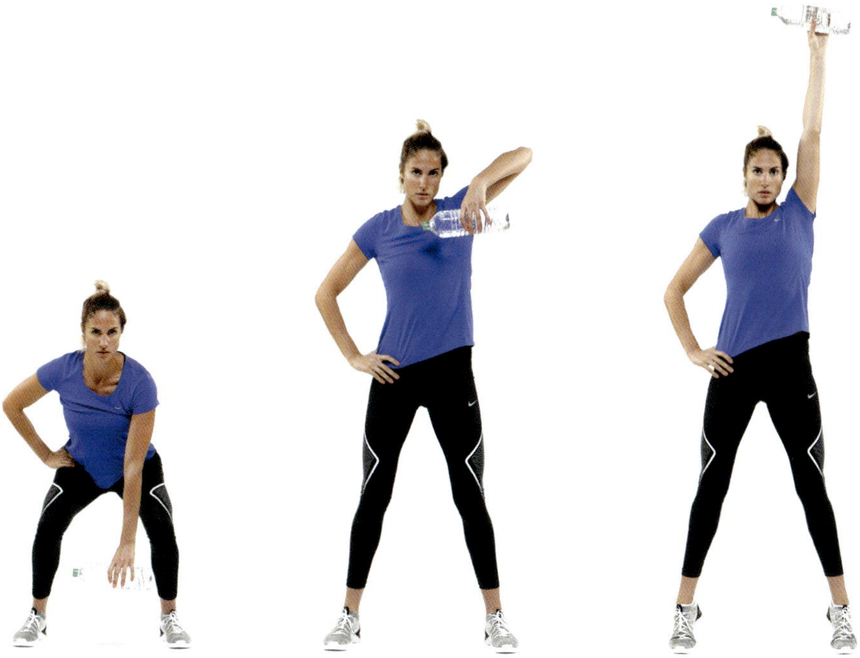

2

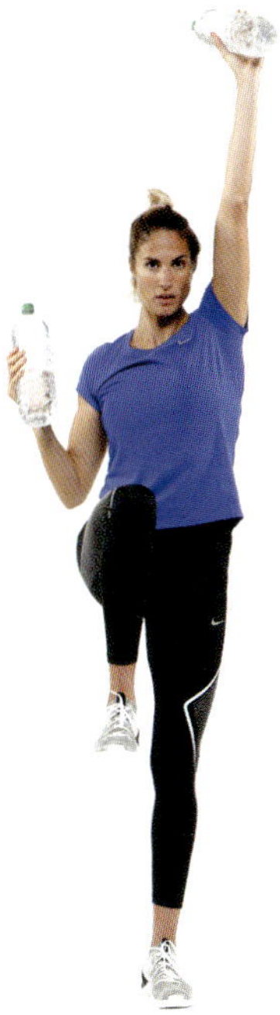

BAUCH Workout 28

8 Minuten

1 Minute • **WARM-UP 4** • Siehe Seite 92f.

1.

30 Sekunden • **Side Plank, links**

30 Sekunden • **Side Plank, rechts**

2.

45 Sekunden • **Scheibenwischer mit angezogenen Knien** • 15 Sekunden Pause

Diese Übungsreihe 4-mal wiederholen. Das Training mit Cool-down 3 beenden.

Hinweise

Side Plank: Seitlich auf einen Ellbogen stützen. Oberschenkel, Hüfte und Schulter bilden eine Linie. Hüfte anheben. Bauch und Beckenboden angespannt halten. Position halten.

Scheibenwischer: Auf den Rücken legen, die Arme seitlich ausgestreckt, die Knie gebeugt. Die Oberschenkel zu einer Seite absenken, so tief wie möglich, ohne den Boden zu berühren. 1 bis 2 Sekunden in der unteren Position halten und dann zur anderen Seite bewegen.

1

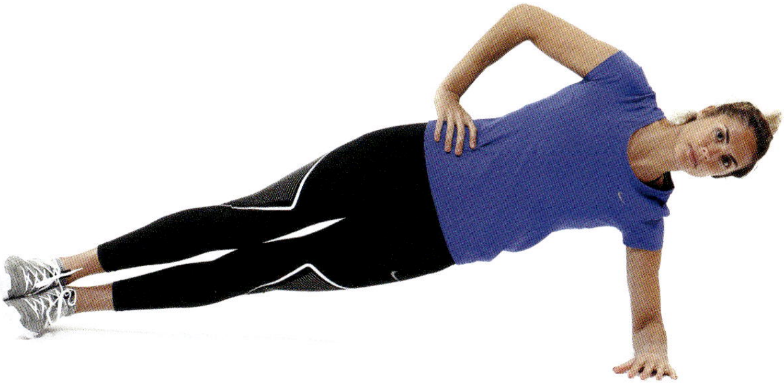

2

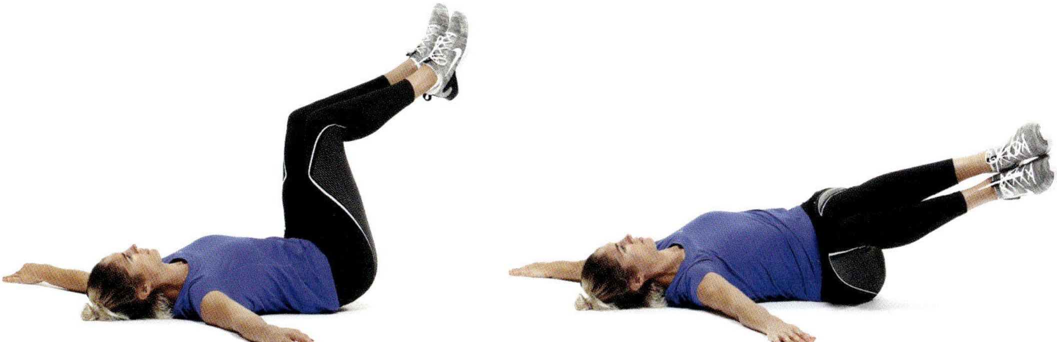

BAUCH Workout 29

8 Minuten

1 Minute • **WARM-UP 4** • Siehe Seite 92f.

1.

20 Sekunden • **Brett** • 10 Sekunden Pause

2.

30 Sekunden • **Plank** • 10 Sekunden Pause

3.

30 Sekunden • **Crunches** • 10 Sekunden Pause

Diese Übungsreihe 4-mal wiederholen. Das Training mit Cool-down 3 beenden.

Hinweise

Bei allen Bauchübungen Bauch und Beckenboden angespannt halten.

Crunches: Auf den Rücken legen, die Beine gebeugt und die Füße aufgestellt, die Hände hinter den Ohren. Bauchmuskeln anspannen, die Schultern vom Boden abheben. Wieder abrollen und wiederholen.

1

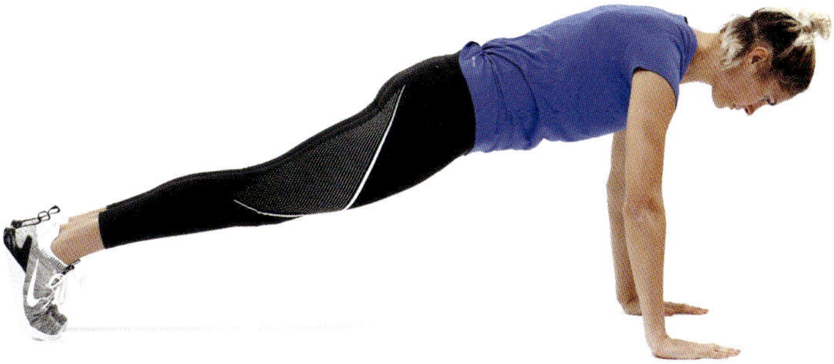

2

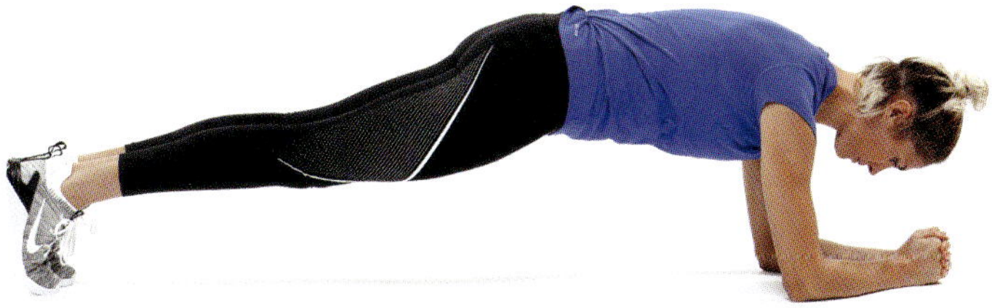

3

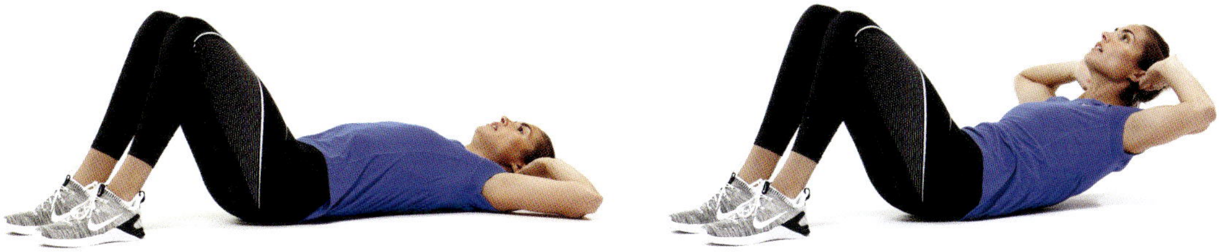

BAUCH Workout 30

8 Minuten

1 Minute • **WARM-UP 4** • Siehe Seite 92f.

1.

20 Sekunden • **Brett + Shoulder Touch**

2.

20 Sekunden • **Bergsteiger**

3.

20 Sekunden • **Plank**

4.

30 Sekunden • **Crunches** • 30 Sekunden Pause

4-mal wiederholen. Danach Cool-down 3.

Hinweise

Brett + Shoulder Touch: Liegestützposition einnehmen und die rechte Schulter mit der linken Hand berühren. Das Becken bleibt dabei so unbewegt wie möglich. Dann die Seite wechseln.
Bergsteiger: Abwechselnd die Knie anziehen. Das Becken bleibt fixiert.
Plank: Ellbogenstütz einnehmen. Bauch und Beckenboden anspannen und halten.
Crunches: Auf den Rücken legen, die Beine gebeugt und die Füße aufgestellt, die Hände hinter den Ohren. Bauchmuskeln anspannen, die Schultern vom Boden abheben.

1

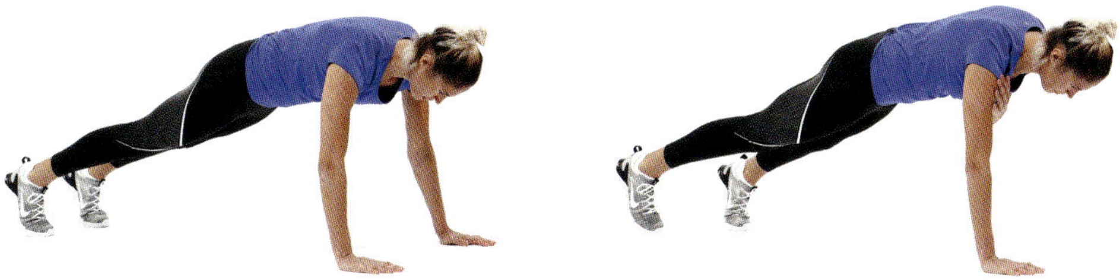

2

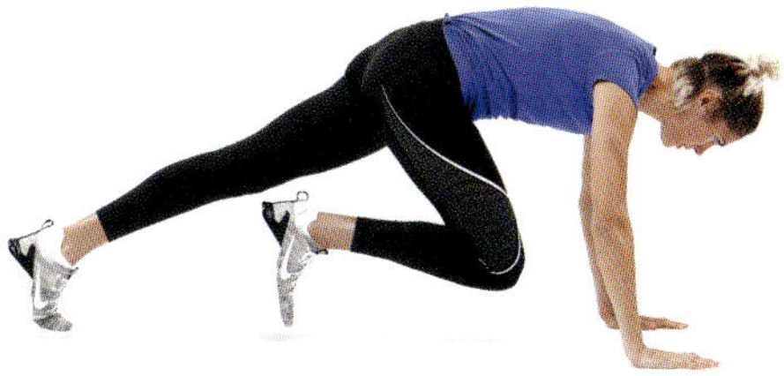

3

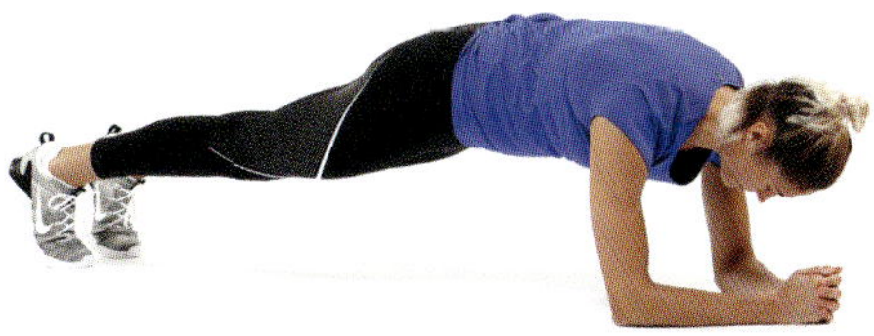

4

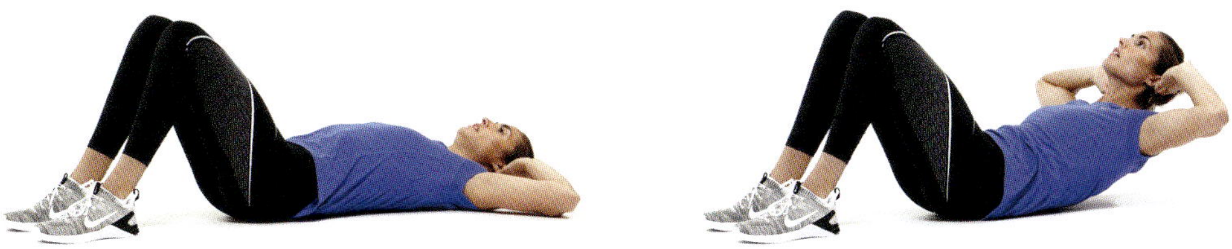

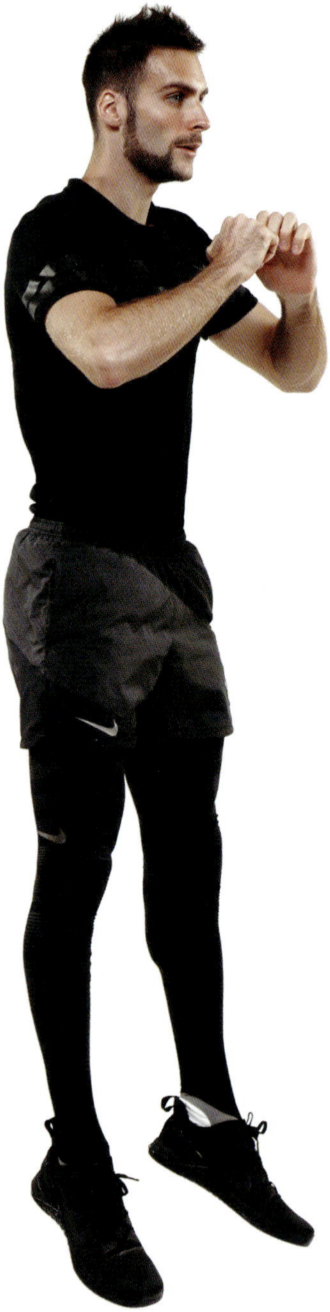

PROGRAMM FÜR PROFIS

WARM-UP Warm-up 1

2 Minuten

1.

15 Sekunden • **Armkreisen, rechts**

15 Sekunden • **Armkreisen, links**

2.

15 Sekunden • **Push-up**

3.

15 Sekunden • **Hampelmann**

Diese Übungsreihe 2-mal durchführen.

Hinweis

Hampelmann: Im Stand mit geschlossenen Beinen beginnen. Mit einem Sprung die Beine spreizen und gleichzeitig die gestreckten Arme über den Kopf bringen. Wieder zurück in die Ausgangsstellung springen.

1

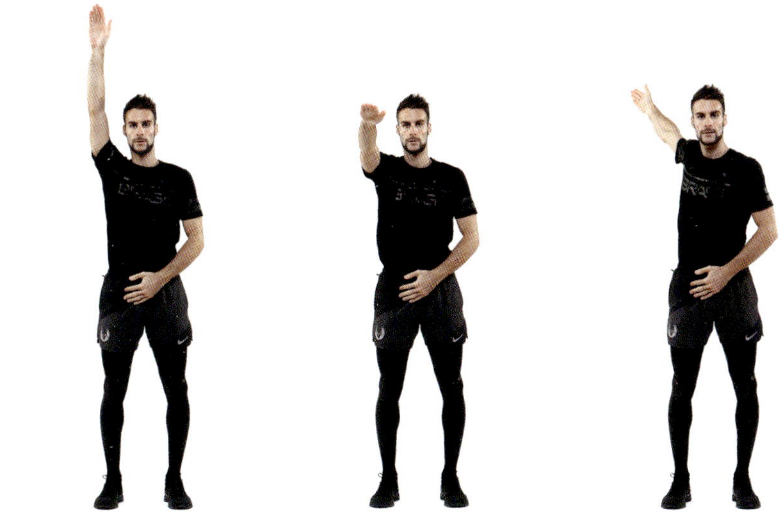

2

3

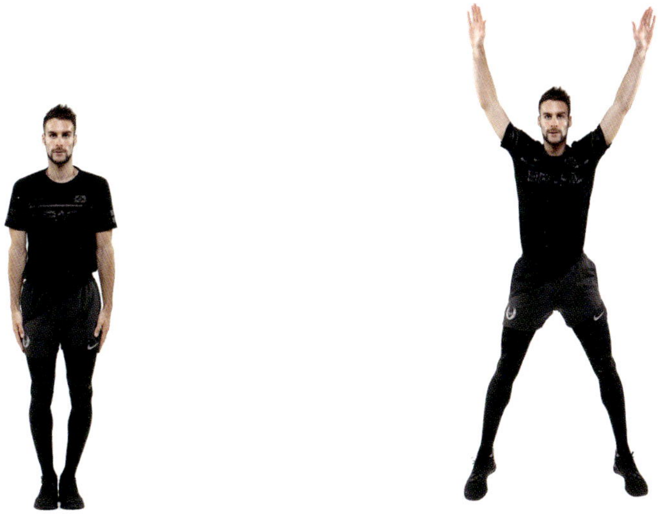

WARM-UP Warm-up 2

3 Minuten

1.

15 Sekunden • **Laufen am Platz**

2.

15 Sekunden • **Fersenheben am Platz**

3.

15 Sekunden • **Knieheben am Platz**

4.

15 Sekunden • **Squats**

Diese Übungsreihe 3-mal durchführen.

1

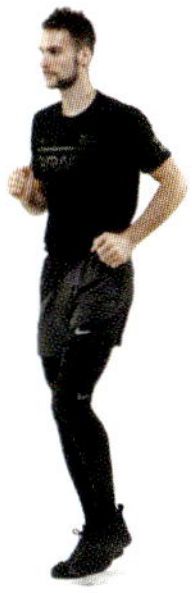

2

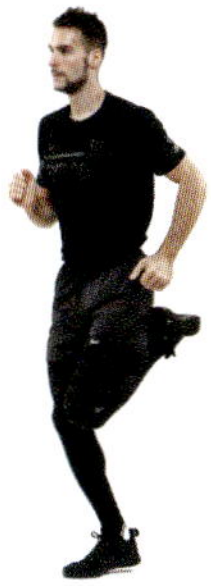

3

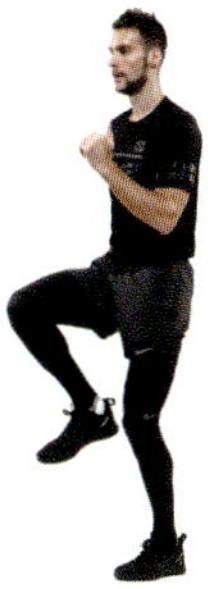

4

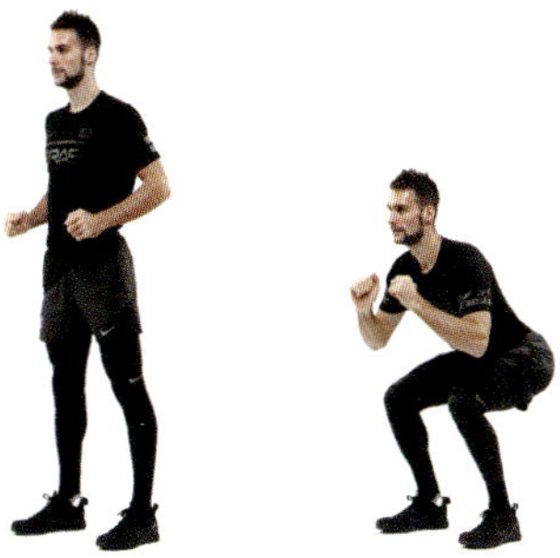

WARM-UP Warm-up 3

2 Minuten

1.

20 Sekunden • **Hampelmann**

2.

20 Sekunden • **Squats**

3.

20 Sekunden • **Push-up**

Diese Übungsreihe 2-mal durchführen.

Hinweis

Hampelmann: Im Stand mit geschlossenen Beinen beginnen. Mit einem Sprung die Beine spreizen und gleichzeitig die gestreckten Arme über den Kopf bringen. Wieder zurück in die Ausgangsstellung springen.

1

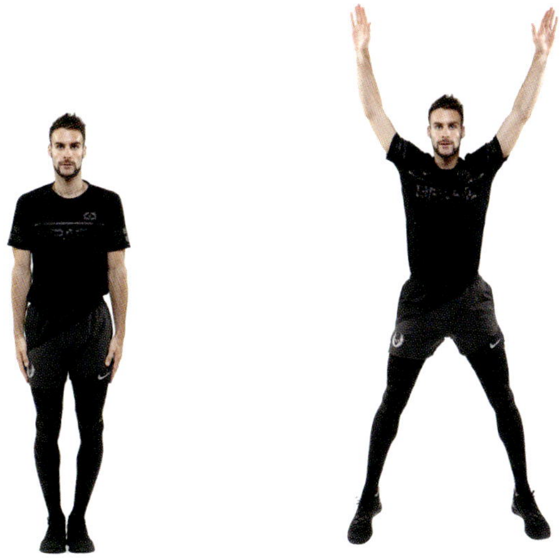

2

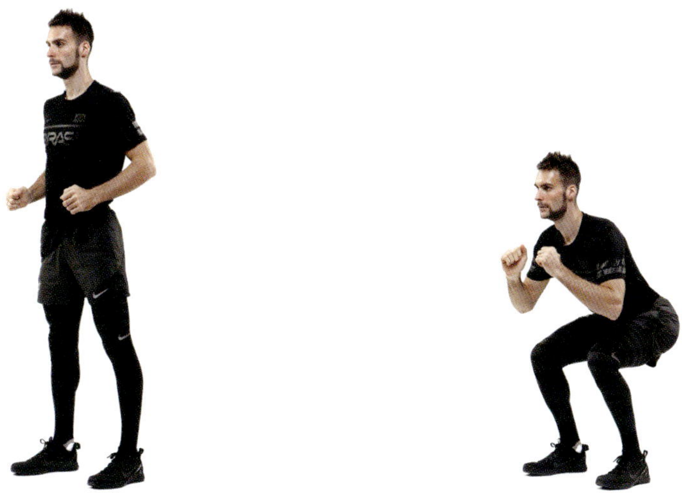

3

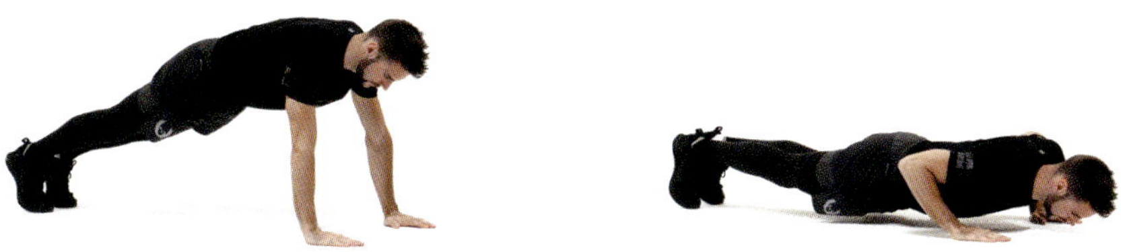

WARM-UP Warm-up 4

1 Minute

1.

30 Sekunden • **Twist**

2.

30 Sekunden • **Twist mit Knieheben**

Diese Übungsreihe 1-mal durchführen.

Hinweise

Twist: Die Knie bleiben nach vorn gerichtet. Den Radius allmählich steigern.

1

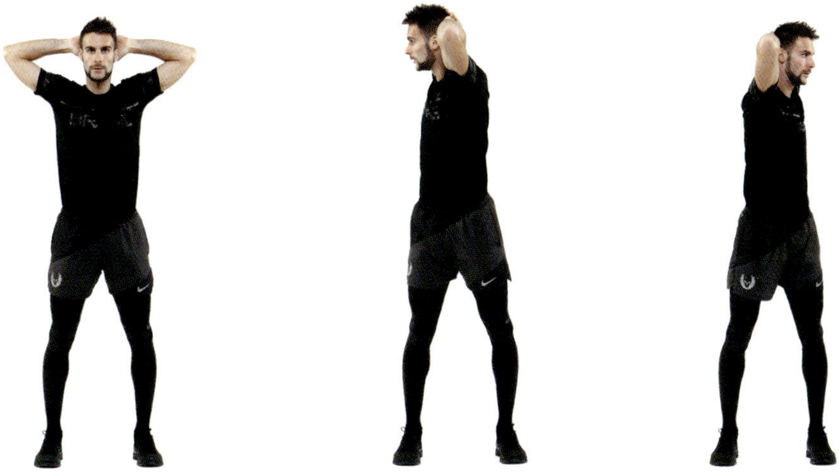

2

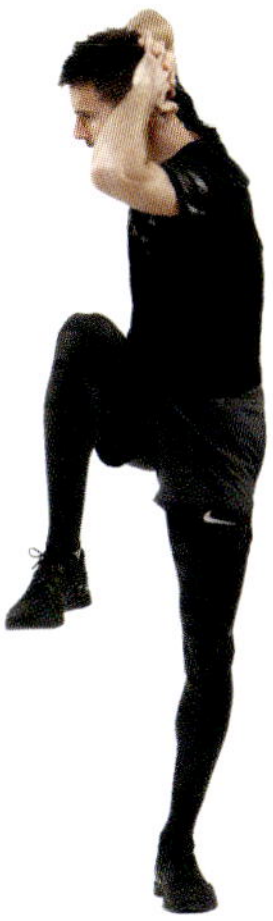

TRIZEPS Workout 1

7 Minuten

2 Minuten • **WARM-UP 1** • Siehe Seite 156f.

1.

20 Sekunden • **Enger Push-up**

2.

20 Sekunden • **Plank Push-up** • 20 Sekunden Pause

Diese Übungsreihe 7-mal wiederholen. Das Training mit Cool-down 1 beenden.

Hinweise

Enger Push-up: Die Hände stehen etwas weniger als schulterbreit, die Ellbogen bleiben nah am Körper. Senke dich so weit wie möglich ab.

Plank Push-up: Plankposition einnehmen, die Hände möglichst eng nebeneinander. Die Arme strecken und in die Ausgangsposition zurückkehren.

1

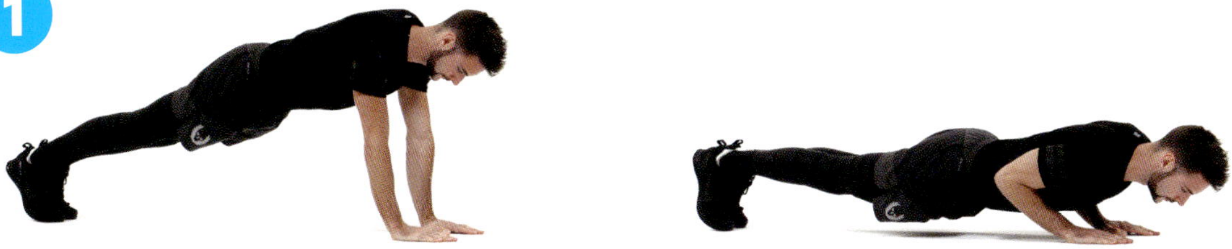

2

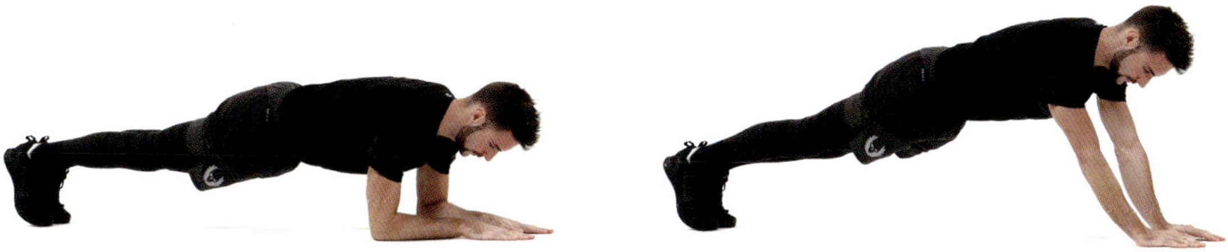

TRIZEPS Workout 2

7 Minuten

2 Minuten • **WARM-UP 1** • Siehe Seite 156f.

1.

15 Sekunden • **Push-up auf Tisch und Stuhl** • 15 Sekunden Pause

2.

15 Sekunden • **Dips auf Tisch und Stuhl** • 15 Sekunden Pause

Diese Übungsreihe 7-mal wiederholen. Das Training mit Cool-down 1 beenden.

Hinweis

Push-ups und Dips: So weit wie möglich nach unten gehen und kraftvoll hochdrücken.

1

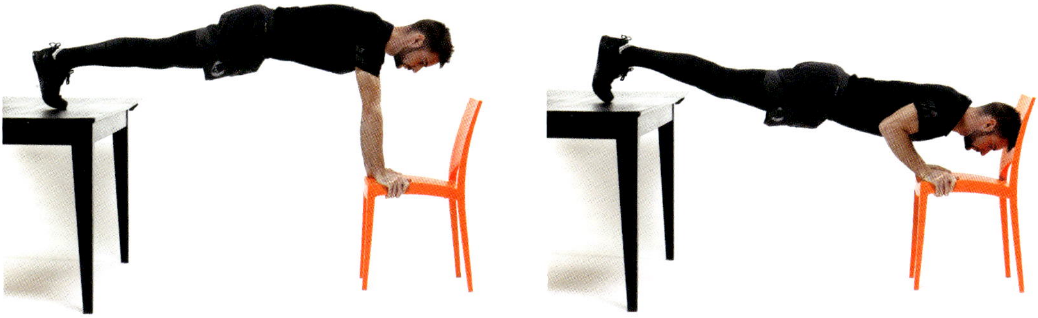

Hände auf einem Stuhl, Füße auf einem Tisch

2

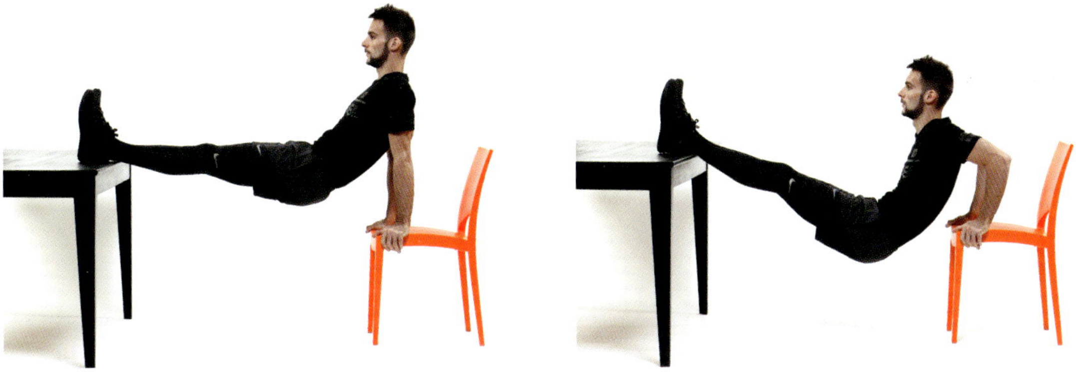

BRUST + TRIZEPS Workout 3

7 Minuten

2 Minuten • **WARM-UP 1** • Siehe Seite 156f.

1.

30 Sekunden • **Push-up auf 3 Stühlen, langsames Absenken** • 30 Sekunden Pause

Diese Übungsreihe 7-mal wiederholen. Das Training mit Cool-down 1 beenden.

Hinweis

Push-up: Liegestützposition auf 3 Stühlen einnehmen. In Zeitlupe nach unten absenken (3 Sekunden), um möglichst viele Muskelfasern zum Einsatz zu bringen. Beim Hochkommen kraftvoll abdrücken.

1

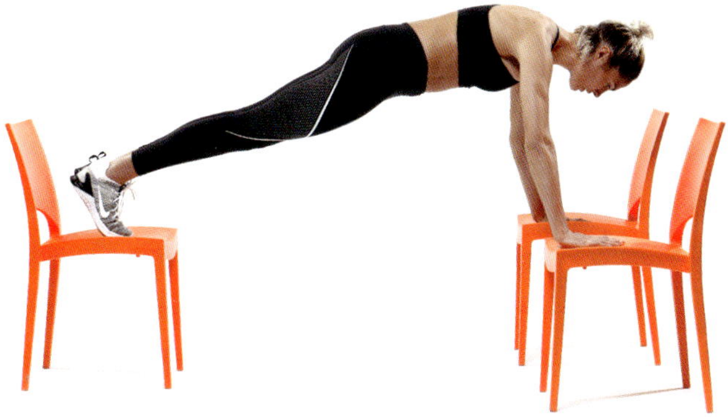

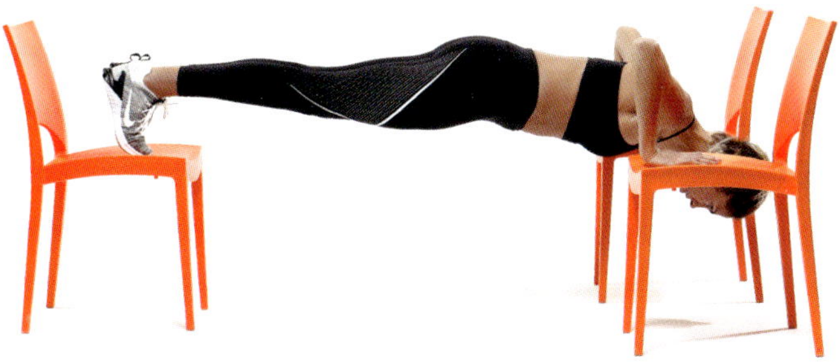

BRUST + TRIZEPS Workout 4

7 Minuten

2 Minuten • **WARM-UP 1** • Siehe Seite 156f.

1.

30 Sekunden • **Push-up zwischen 3 Stühlen, 2 Sekunden halten** • 30 Sekunden Pause

Diese Übungsreihe 7-mal wiederholen. Das Training mit Cool-down 1 beenden.

Hinweis

Push-up: Liegestützposition auf 3 Stühlen einnehmen. Nach unten absenken und an der tiefsten Position 3 Sekunden halten, um möglichst viele Muskelfasern zum Einsatz zu bringen. Beim Hochkommen kraftvoll abdrücken.

1

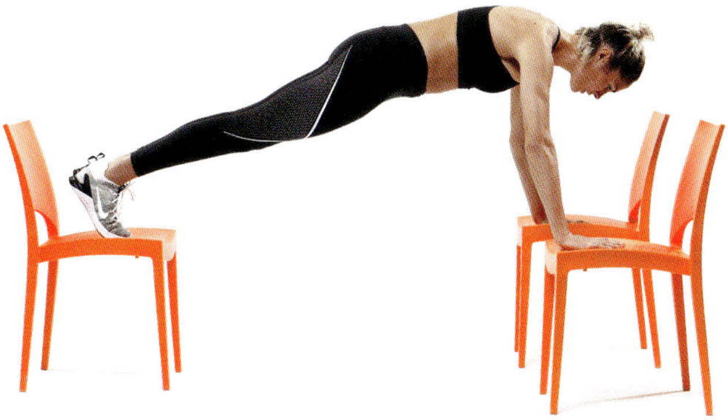

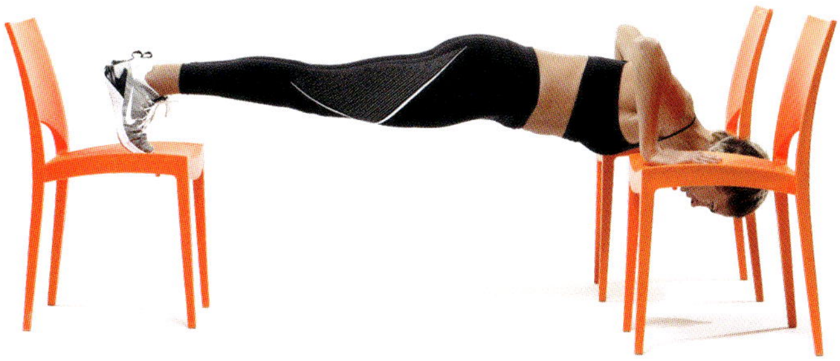

BRUST + TRIZEPS **Workout 5** 7 Minuten

2 Minuten • **WARM-UP 1** • Siehe Seite 156f.

1.

30 Sekunden • **Push-up auf 3 Stühlen, langsames Hochdrücken** • 30 Sekunden Pause

Diese Übungsreihe 7-mal wiederholen. Das Training mit Cool-down 1 beenden.

Hinweis

Push-up: Liegestützposition auf 3 Stühlen einnehmen. Nach unten absenken und in Zeitlupe (3 Sekunden) hochdrücken, um möglichst viele Muskelfasern zum Einsatz zu bringen.

1

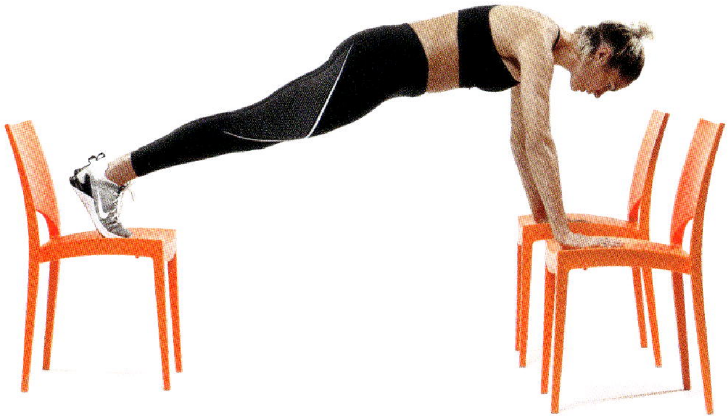

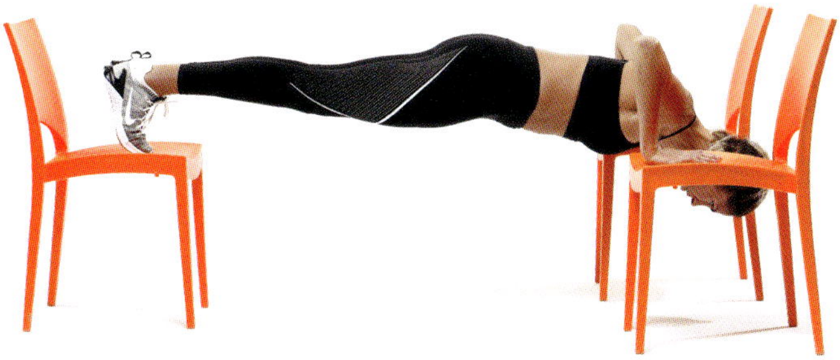

BRUST + TRIZEPS Workout 6

7 Minuten

2 Minuten • **WARM-UP 1** • Siehe Seite 156f.

1.

10 Sekunden • **Push-up zwischen 3 Stühlen, Teilwiederholung unten**
10 Sekunden • **Push-up zwischen 3 Stühlen, Teilwiederholung oben**
10 Sekunden • **Push-up zwischen 3 Stühlen, vollständig** • 30 Sekunden Pause

Diese Übungsreihe 7-mal wiederholen. Das Training mit Cool-down 1 beenden.

Hinweise

Push-up, Teilwiederholung unten: In der tiefsten Position der Liegestütze beginnen. Auf halbe Höhe hochdrücken, um die Muskeln unter Spannung zu halten. Danach wieder absenken.

Push-up, Teilwiederholung oben: In Liegestützposition mit gestreckten Armen beginnen und auf halbe Höhe absenken. Wieder nach oben drücken. Zum Schluss folgen 10 Sekunden klassische Push-ups.

1

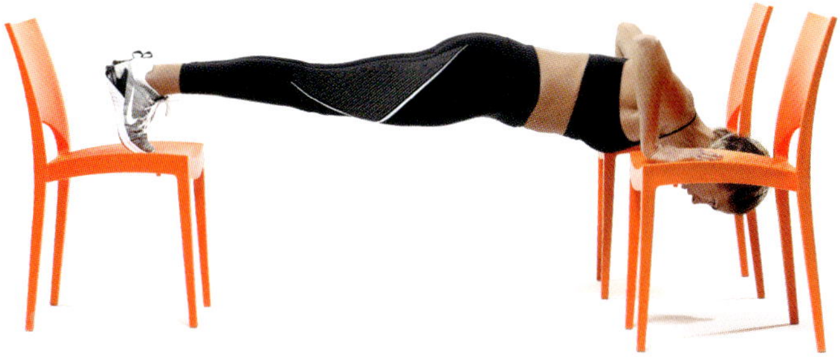

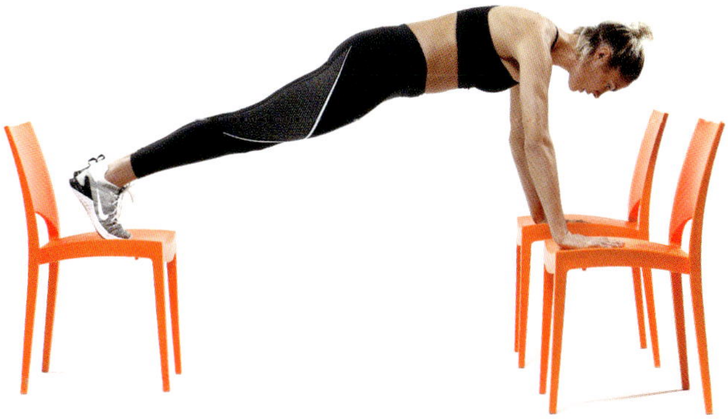

BRUST + TRIZEPS Workout 7

7 Minuten

2 Minuten • **WARM-UP 1** • Siehe Seite 156f.

1.

15 Sekunden • **Enger Push-up** • 5 Sekunden Pause

2.

15 Sekunden • **Trizepsdrücken an einer Wand, rechts** • 5 Sekunden Pause
15 Sekunden • **Trizepsdrücken an einer Wand, links** • 5 Sekunden Pause

Diese Übungsreihe 7-mal wiederholen. Das Training mit Cool-down 1 beenden.

Hinweise

Enger Push-up: Handposition weniger als schulterbreit, die Ellbogen bleiben nah am Körper.
Trizepsdrücken: Einen Unterarm samt Hand flach an eine Wand lehnen. Durch Strecken des Armes den Körper von der Wand wegdrücken. Wieder in die Ausgangsposition und wiederholen.

1

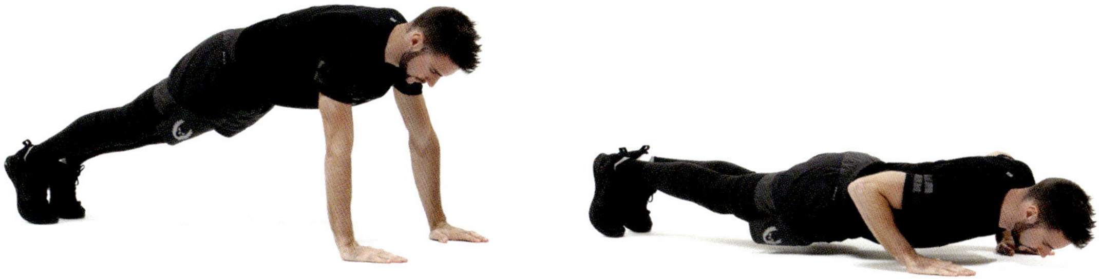

2

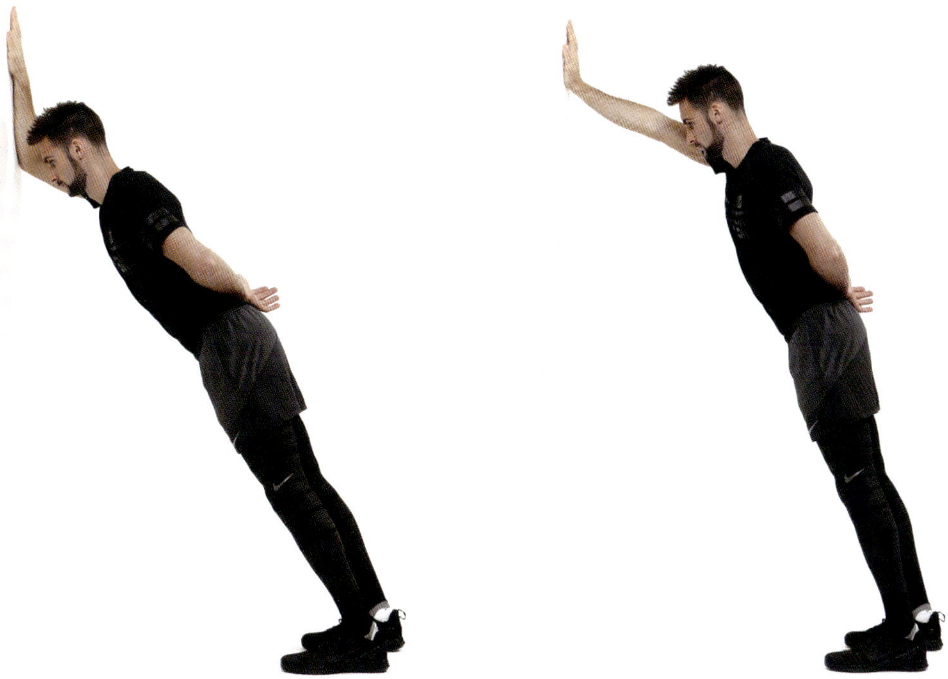

BRUST Workout 8

7 Minuten

2 Minuten • **WARM-UP 1** • Siehe Seite 156f.

1.

15 Sekunden • **Breiter Push-up, isometrisch** • 15 Sekunden Pause

15 Sekunden • **Breiter Push-up ohne Pause** • 15 Sekunden Pause

Diese Übungsreihe 7-mal durchführen.

Hinweise

Push-up, isometrisch: Mehr als schulterbreite Armposition einnehmen. Ellbogen zum rechten Winkel beugen und die Position halten.

Push-up ohne Pause: Die Arme sind etwas mehr als schulterbreit aufgestellt. Push-up durchführen, ohne anzuhalten.

1

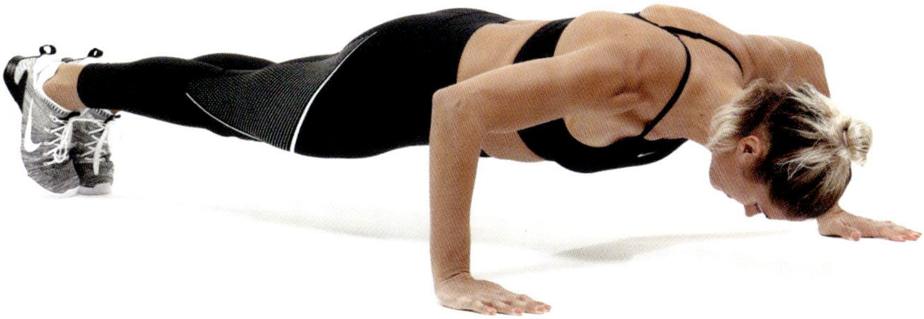

SCHULTERN + BRUST

Workout 9 7 Minuten

2 Minuten • **WARM-UP 1** • Siehe Seite 156f.

1.

30 Sekunden • **Push-up mit Sprung + Brett** • 30 Sekunden Pause

Diese Übung 7-mal wiederholen. Das Training mit Cool-down 1 beenden.

Hinweis

Push-up mit Sprung + Brett: Eine Liegestützposition vor einem hohen Step einnehmen. Einen Push-up durchführen und beim Hochkommen mit beiden Händen abspringen und auf dem Step landen. 2 Sekunden halten, dabei Bauch und Gesäßmuskeln anspannen. Dann mit beiden Händen gleichzeitig zurück auf den Boden kommen. Wiederholen.

1

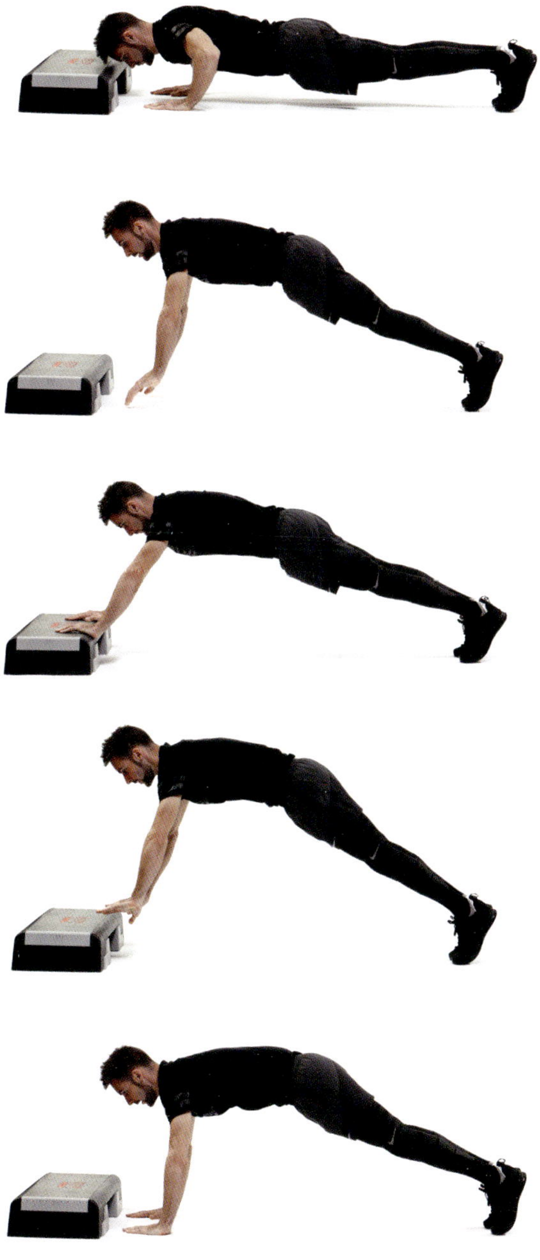

SCHULTERN + BRUST

Workout 10 · 7 Minuten

2 Minuten • **WARM-UP 1** • Siehe Seite 156f.

1.

15 Sekunden • **Push-up, Füße auf Step** • 15 Sekunden Pause

2.

15 Sekunden • **Dreipunktstütz mit Sprung** • 15 Sekunden Pause

Diese Übungsreihe 7-mal wiederholen. Das Training mit Cool-down 1 beenden.

Hinweise

Push-up: Stütze Knie oder Füße auf einem Step oder einer Stufe ab und gehe so weit hinunter wie möglich. Beim Hochkommen stoße dich kraftvoll ab.

Dreipunktstütz mit Sprung: Aus der Liegestützposition mache einen kleinen Sprung, um beide Füße vom Boden abzuheben, und hebe gleichzeitig einen Arm in die Horizontale. Dann komm in die Liegestützposition zurück. Wechsle in einer dynamischen Bewegung bei jeder Wiederholung die Seite.

1

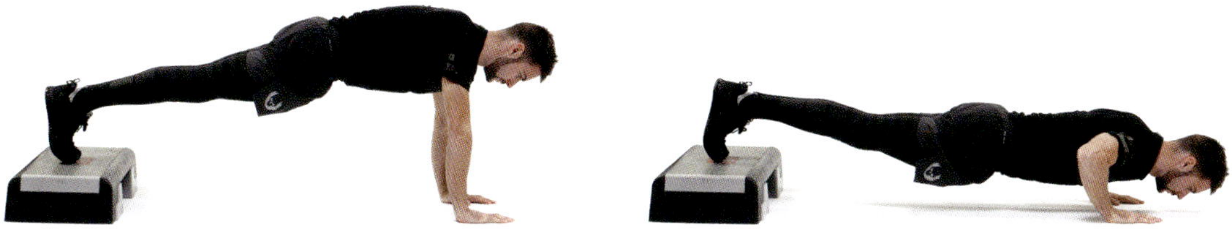

2

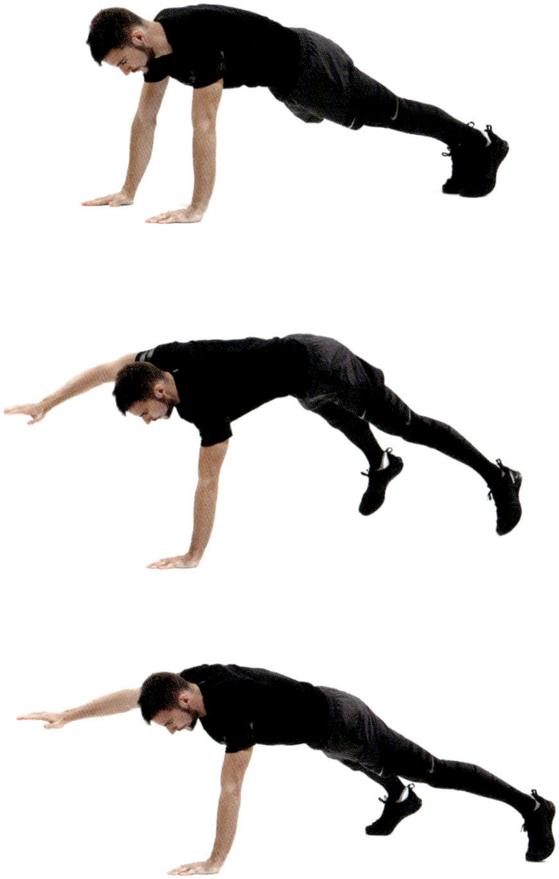

BRUST + BAUCH Workout 11

7 Minuten

2 Minuten • **WARM-UP 1** • Siehe Seite 156f.

1.

20 Sekunden • **Spiderman Push-up auf 3 Stühlen**

2.

10 Sekunden • **Bergsteiger auf 3 Stühlen** • 30 Sekunden Pause

Diese Übungsreihe 7-mal wiederholen. Das Training mit Cool-down 1 beenden.

Hinweise

Spiderman: Liegestützposition einnehmen. Push-up ausführen und beim Absenken Knie seitlich so weit hochziehen, dass das Knie den Ellbogen auf der gleichen Seite berührt. Bei jeder Wiederholung die Seite wechseln. Der Bauch ist angespannt.

Bergsteiger: Liegestützposition einnehmen. Abwechselnd und dynamisch die Knie anziehen. Bauch und Beckenboden sind angespannt.

1

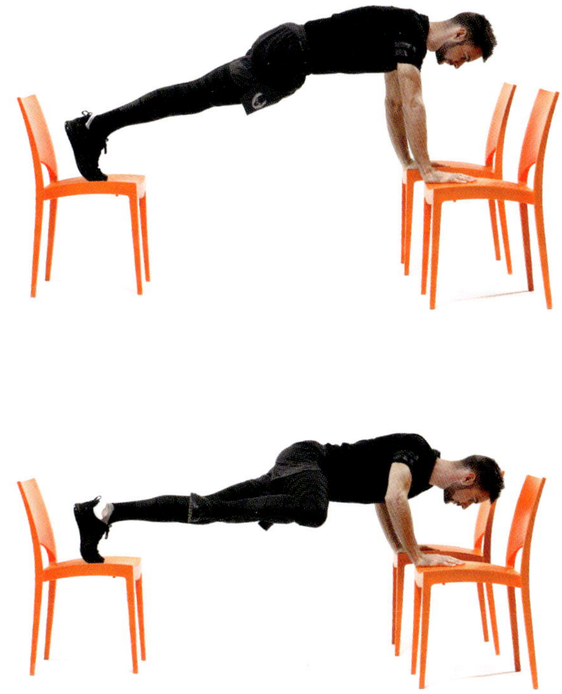

2

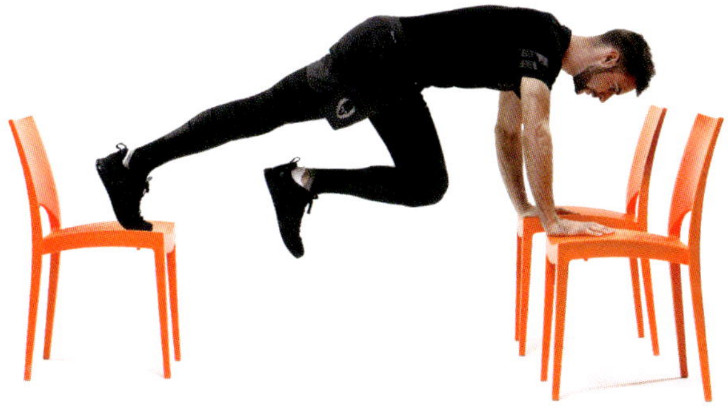

RÜCKEN Workout 12

7 Minuten

2 Minuten • **WARM-UP 1** • Siehe Seite 156f.

1.

20 Sekunden • **Rudern am Tisch** • 10 Sekunden Pause beim Umdrehen für die nächste Übung

2.

20 Sekunden • **Schwimmer** • 10 Sekunden Pause auf dem Weg zurück zum Tisch

Diese Übungsreihe 7-mal wiederholen. Das Training mit Cool-down 1 beenden.

Hinweise

Rudern am Tisch: Auf dem Rücken unter einem stabilen Tisch positionieren, sodass der Körper unter dem Tisch liegt und der Kopf »im Freien« ist; die Tischplatte so greifen, dass die Handflächen von dir weg zeigen. Den Oberkörper zum Tisch ziehen, sodass die Brust der Tischplatte möglichst nahe kommt. Dann die Arme wieder strecken.

Schwimmer: Auf den Bauch legen, die Arme über den Kopf strecken und vom Boden abheben. Beide Arme beugen und so weit wie möglich nach hinten ziehen. Dabei werden die Schulterblätter fest zusammengezogen. Dann die Arme wieder strecken, ohne sie auf dem Boden abzulegen.

1

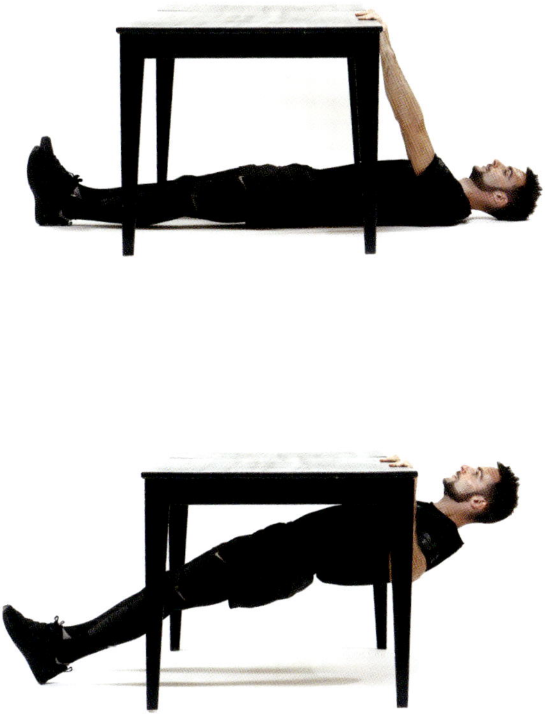

2

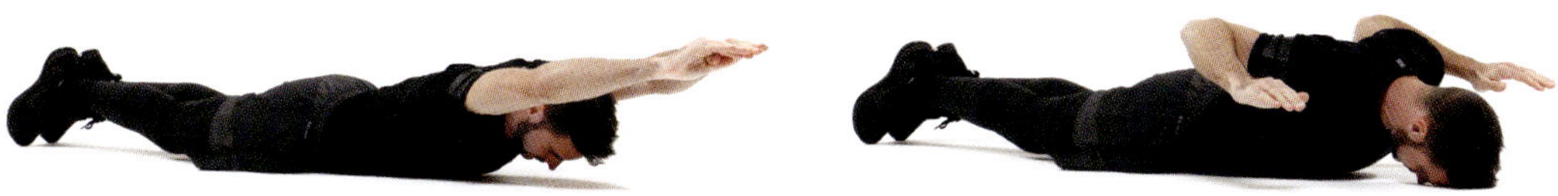

BIZEPS Workout 13

7 Minuten

2 Minuten • **WARM-UP 1** • Siehe Seite 156f.

1.

25 Sekunden • **Chin-up am Tisch, exzentrisch** • 35 Sekunden Pause

Diese Übungsreihe 7-mal wiederholen. Das Training mit Cool-down 1 beenden.

Hinweise

Chin-up, exzentrisch: Auf den Rücken unter einen Tisch legen, sodass der Kopf unter dem Tisch ist und die Beine »im Freien«; die Fersen auf dem Boden und die Beine gestreckt. Die Tischkante greifen. Mit gestreckten Armen starten und so hoch wie möglich ziehen. Die Gesäßmuskeln sind angespannt. Langsam (3 Sekunden) absenken.
Vergewissere dich vor dem Training, dass der Tisch stabil ist.

1

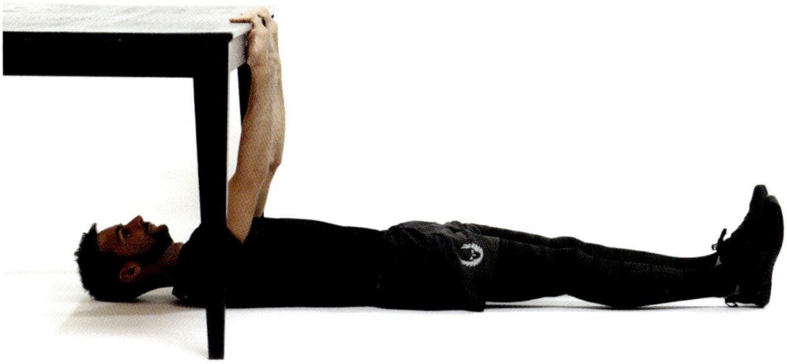

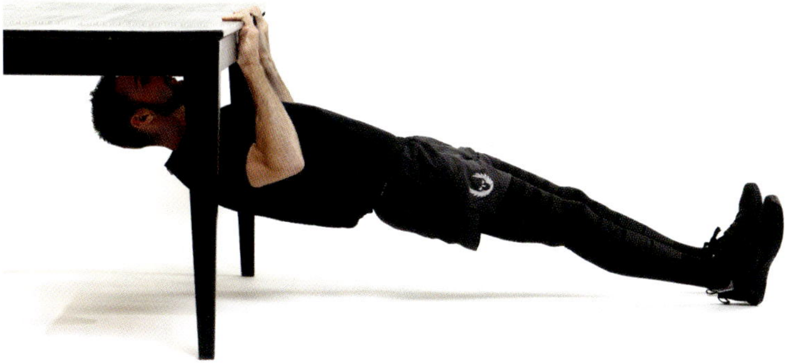

BEINE Workout 14

6 Minuten

3 Minuten • **WARM-UP 2** • Siehe Seite 158f.

1.

10 Sekunden • **Lotus, rechts** • 5 Sekunden Pause

10 Sekunden • **Lotus, links** • 5 Sekunden Pause

2.

20 Sekunden • **Squats mit gesprungenem Kick** • 10 Sekunden Pause

Diese Übungsreihe 6-mal wiederholen. Das Training mit Cool-down 2 beenden.

Hinweise

Lotus rechts: Das linke Bein über das rechte Knie legen und das Knie beugen. Je tiefer, desto mehr Muskelfasern werden eingesetzt.

Squats mit gesprungenem Kick: Einen Squat ausführen und beim Hochkommen abspringen, wobei das rechte Knie die linke Hand berührt. Nach jeder Wiederholung die Seite wechseln.

1

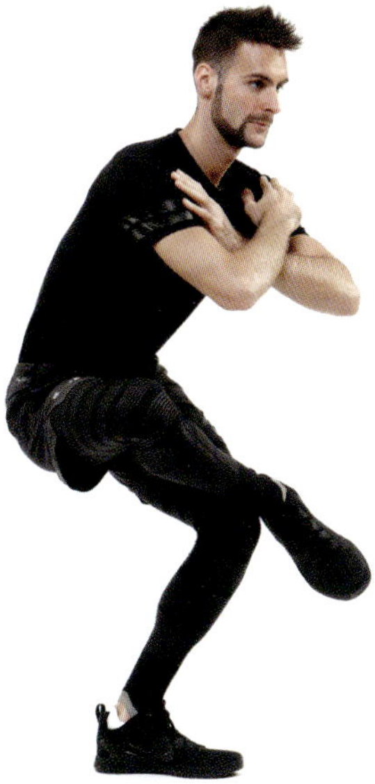

2

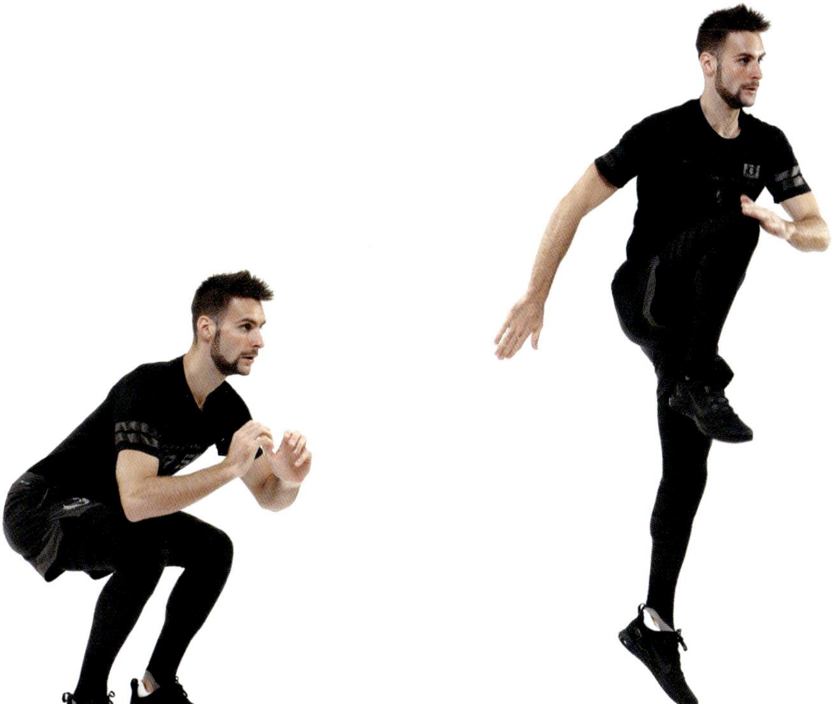

BEINE Workout 15

6 Minuten

3 Minuten • WARM-UP 2 • Siehe Seite 158f.

1.

15 Sekunden • **Squats, isometrisch mit kleinen Sprüngen**

2.

15 Sekunden • **Hampelmann mit Strecksprung**

3.

15 Sekunden • **Dynamisches Knieheben am Platz** • 15 Sekunden Pause

Diese Übungsreihe 6-mal wiederholen. Das Training mit Cool-down 2 beenden.

Hinweise

Squats isometrisch mit Sprüngen: In einen Halb-Squat gehen. In dieser Position bleiben und kleine Sprünge machen. Dann die Beine ganz beugen und einen vollständigen Squat ausführen.

Hampelmann mit Strecksprung: Im Stehen mit geschlossenen Beinen beginnen. Mit einem Sprung die Beine spreizen und beim Landen leicht in die Knie gehen. Dann zurück in den Stand mit geschlossenen Beinen springen. Die Bewegung ohne Pause ausführen.

Knieheben: Die Arme mitnehmen, um die Intensität zu steigern. Der linke Ellbogen und das rechte Knie berühren sich und umgekehrt. Die Bauchmuskeln anspannen.

1

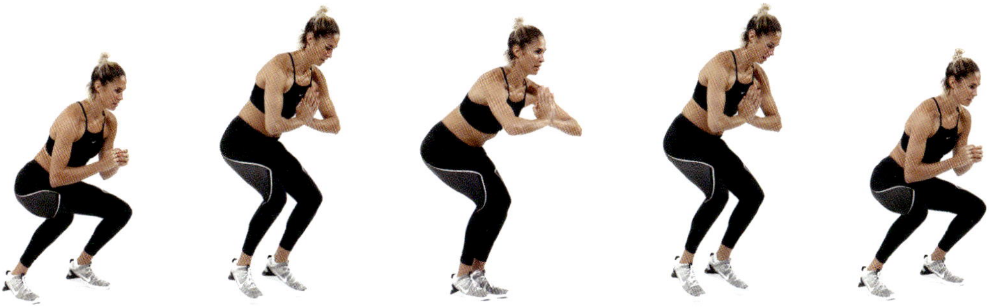

2

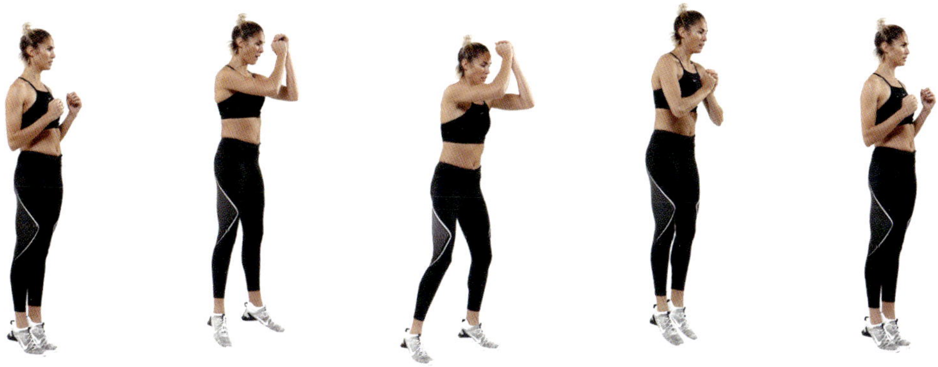

3

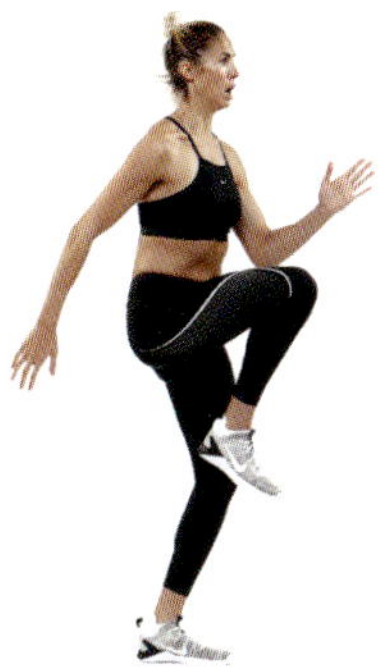

BEINE Workout 16

6 Minuten

3 Minuten • **WARM-UP 2** • Siehe Seite 158f.

1.

20 Sekunden • **Sumo Squats mit stato-dynamischen Sprüngen**

2.

20 Sekunden • **Hampelmann mit Strecksprung** • 20 Sekunden Pause

Diese Übungsreihe 6-mal wiederholen. Das Training mit Cool-down 2 beenden.

Hinweise

Sumo Squats mit stato-dynamischen Sprüngen: Die Beine möglichst weit auseinander stellen, die Füße leicht nach außen. In den halben Squat gehen, 2 Sekunden halten, dann wieder kraftvoll nach oben schieben und springen.

Hampelmann mit Strecksprung: Im Stehen mit geschlossenen Beinen beginnen. Mit einem Sprung die Beine spreizen und beim Landen leicht in die Knie gehen. Dann zurück in den Stand mit geschlossenen Beinen springen. Die Bewegung ohne Pause ausführen.

1

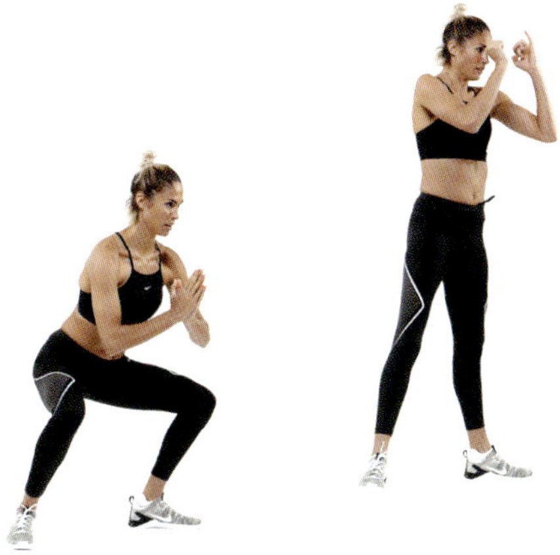

2

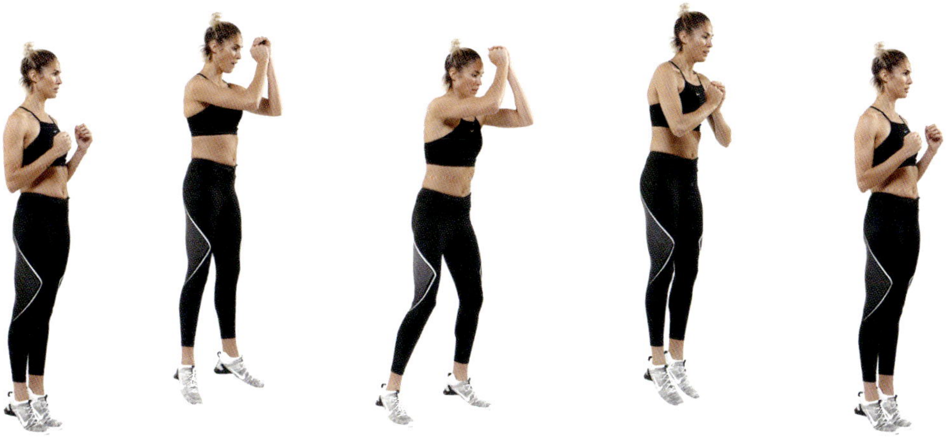

BEINE Workout 17

6 Minuten

3 Minuten • **WARM-UP 2** • Siehe Seite 158f.

1.

30 Sekunden • **Bulgarian Split Squats**

2.

15 Sekunden • **Gesprungener Ausfallschritt** • 15 Sekunden Pause

Diese Übungsreihe 6-mal wiederholen. Das Training mit Cool-down 2 beenden.

Hinweise

Bulgarian Split Squats: Kontrolliert tief gehen und nach vorn schauen, um das Gleichgewicht zu halten. Mit dem vorderen Bein hochdrücken. Nach jedem Satz die Seite wechseln.
Gesprungener Ausfallschritt: Die Bewegung nicht zu schnell ausführen, sondern bei jedem Sprung kraftvoll abstoßen, um möglichst viele Muskelfasern zum Einsatz zu bringen. Nach jedem Satz die Seite wechseln.

1

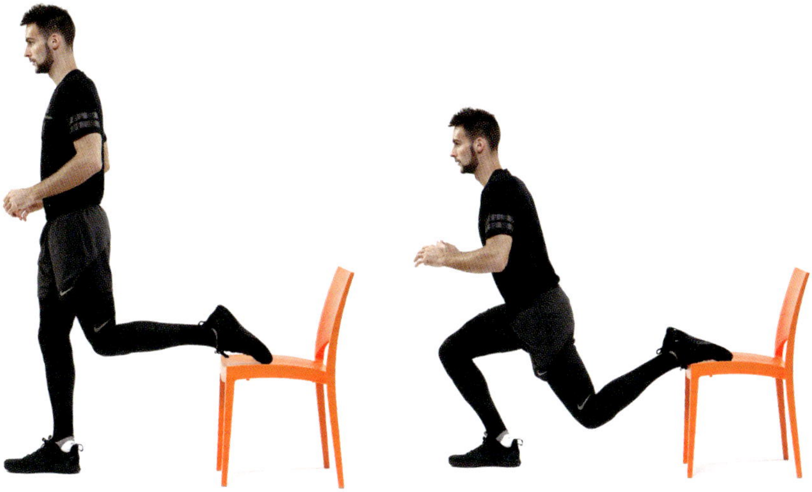

2

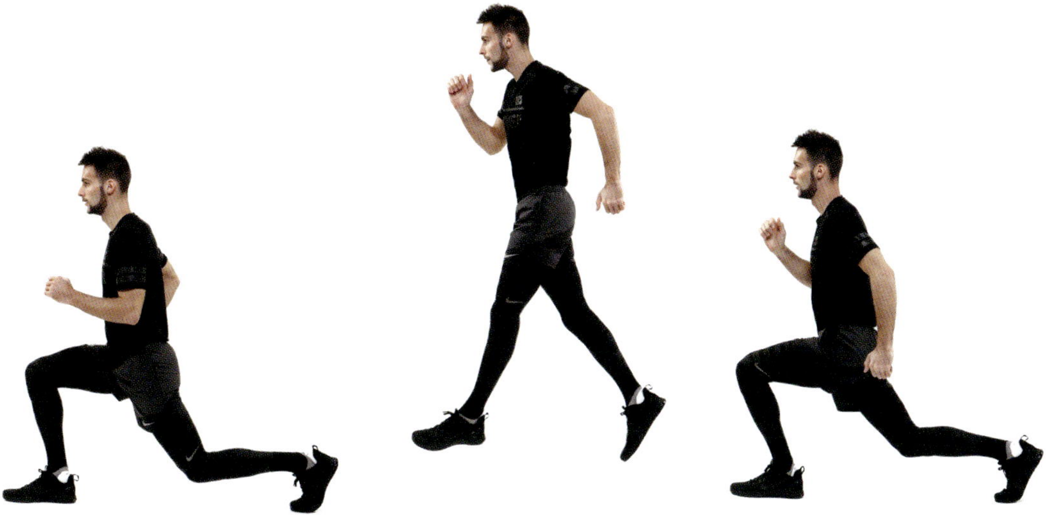

BEINE Workout 18

6 Minuten

3 Minuten • **WARM-UP 2** • Siehe Seite 158f.

1.

30 Sekunden • **Seitlicher Ausfallschritt über 2 bis 3 Stufen**

2.

15 Sekunden • **Sprünge zur Seite über 1 Stufe** • 15 Sekunden Pause

Diese Übungsreihe 6-mal wiederholen. Das Training mit Cool-down 2 beenden.

Hinweise

Seitlicher Ausfallschritt: Seitlich zur Treppe oder zu zwei bis drei Steps stehen und den Fuß auf die zweite oder dritte Stufe stellen. Je höher, desto mehr Muskelfasern kommen zum Einsatz. Mit dem Bein auf der Treppe nach oben drücken und das andere Knie anziehen. Wieder absenken und mit demselben Bein wiederholen. Nach jedem Satz die Seite wechseln.
Sprünge zur Seite: Weiterhin seitlich zur Treppe stehen und den Fuß auf die erste Stufe stellen. Abstoßen und springen, dann mit demselben Bein wiederholen. Die Übung nicht zu schnell ausführen, sondern möglichst hoch springen. Nach jedem Satz die Seite wechseln.

1

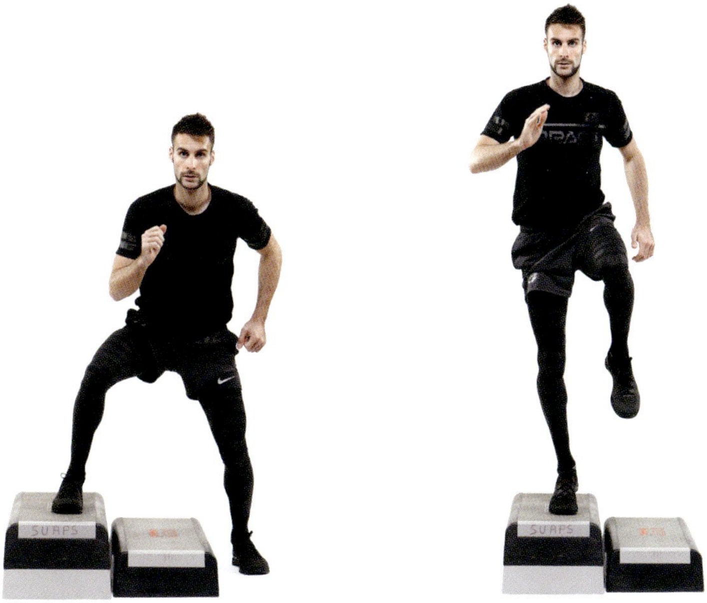

2

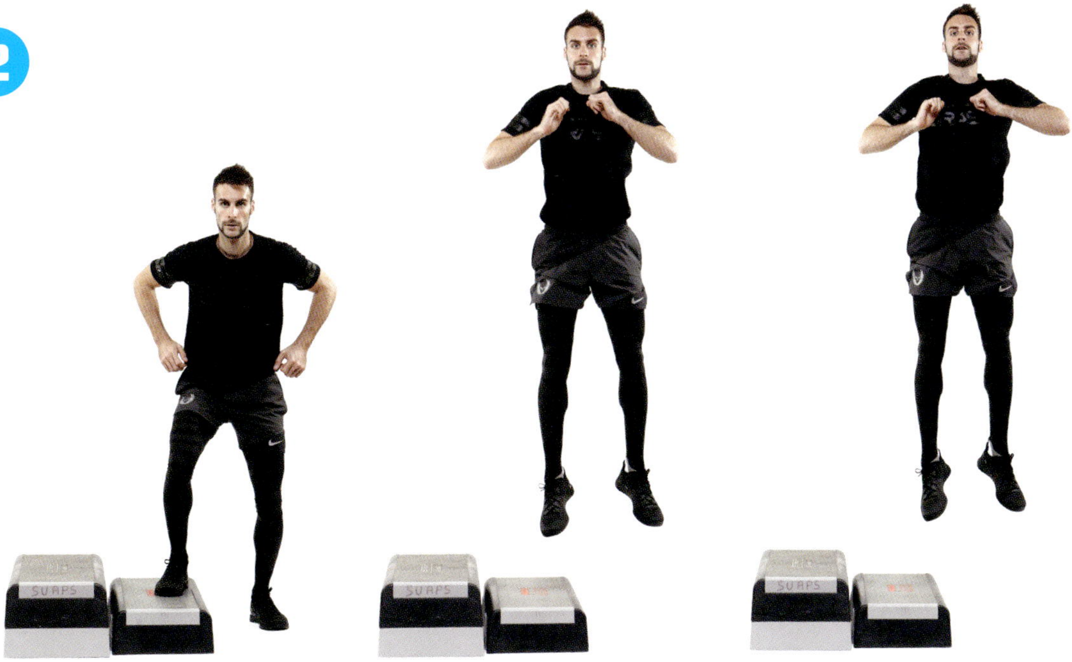

BEINE Workout 19

6 Minuten

3 Minuten • **WARM-UP 2** • Siehe Seite 158f.

1.

10 Sekunden • **Stuhl**

2.

30 Sekunden • **Gesprungene Squats + vor und zurück** • 20 Sekunden Pause

Diese Übungsreihe 6-mal wiederholen. Das Training mit Cool-down 2 beenden.

Hinweise

Stuhl: Einen Squat ausführen und die unterste Position halten. Je tiefer, desto mehr Muskelfasern werden eingesetzt.

Gesprungene Squats: Aus der Squat-Position weit nach vorn springen und mit kleinen Schritten zurück bis zum Ausgangspunkt laufen.

1

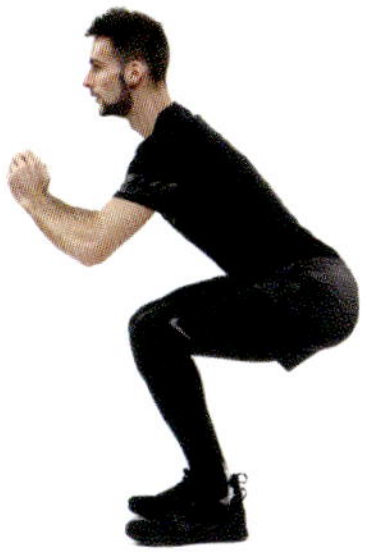

2

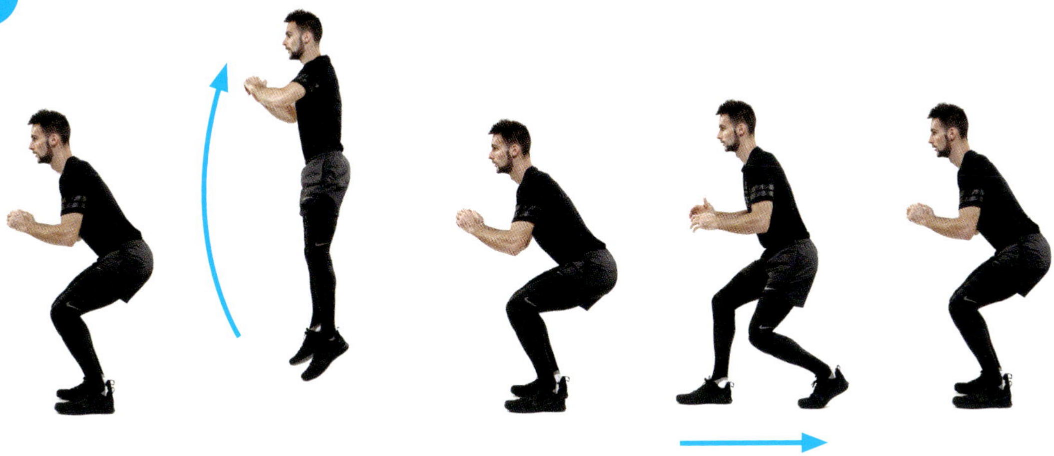

BEINE Workout 20

6 Minuten

3 Minuten • **WARM-UP 2** • Siehe Seite 158f.

1.

40 Sekunden • **Schnelle Schritte über 2,5 Meter + gesprungene Squats**

2.

20 Sekunden • **Laufen auf der Stelle**

Diese Übungsreihe 6-mal wiederholen. Das Training mit Cool-down 2 beenden.

Hinweis

Schnelle Schritte + gesprungene Squats: Kleine Schritte vor und zurück über eine Distanz von etwa 2,5 Metern machen. Dabei bleiben die Knie gebeugt und der Blick geht nach vorn. Vor jedem Richtungswechsel in den Squat springen.

1

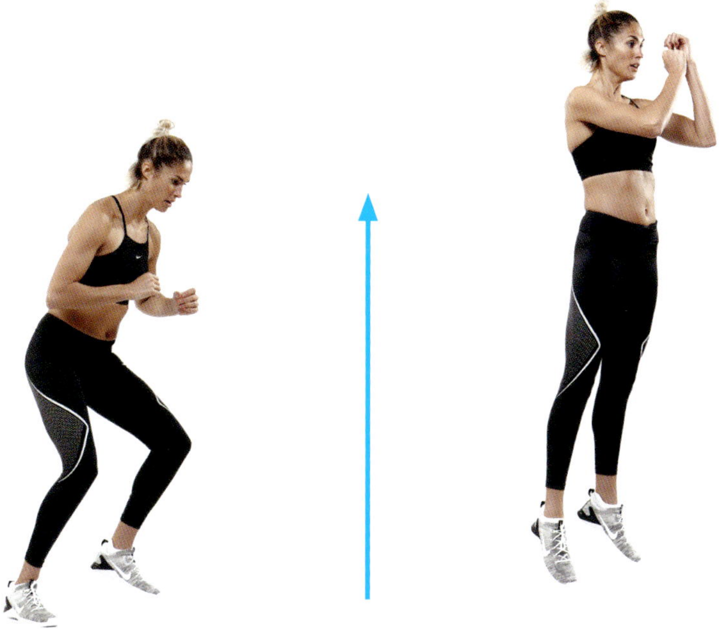

2

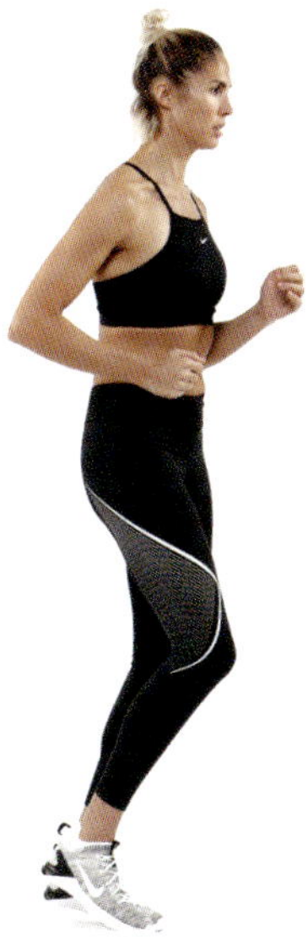

BEINE Workout 21

6 Minuten

3 Minuten • **WARM-UP 2** • Siehe Seite 158f.

1.

30 Sekunden • **Bulgarian Split Squats**

2.

15 Sekunden • **Step-up** • 15 Sekunden Pause

Diese Übungsreihe 6-mal wiederholen. Das Training mit Cool-down 2 beenden.

Hinweise

Bulgarian Split Squats: Kontrolliert tief gehen und nach vorn schauen, um das Gleichgewicht zu halten. Beim Hochkommen kraftvoll abstoßen. Nach jedem Satz die Seite wechseln.

Step-up: Einen Fuß komplett auf den Stuhl stellen und kraftvoll abstoßen, um dynamisch hochzukommen. Das andere Knie dabei anziehen. Das Knie des Beins auf dem Stuhl bleibt fixiert. Wieder heruntersteigen und mit demselben Bein wiederholen. Nach jedem Satz die Seite wechseln.

Vergewissere dich vor dem Training, dass der Stuhl gut an einer Wand fixiert ist.

1

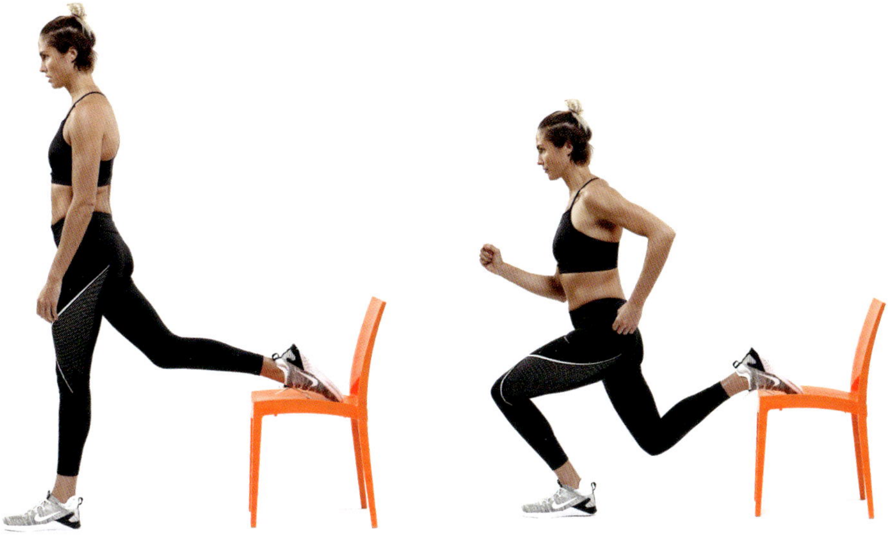

2

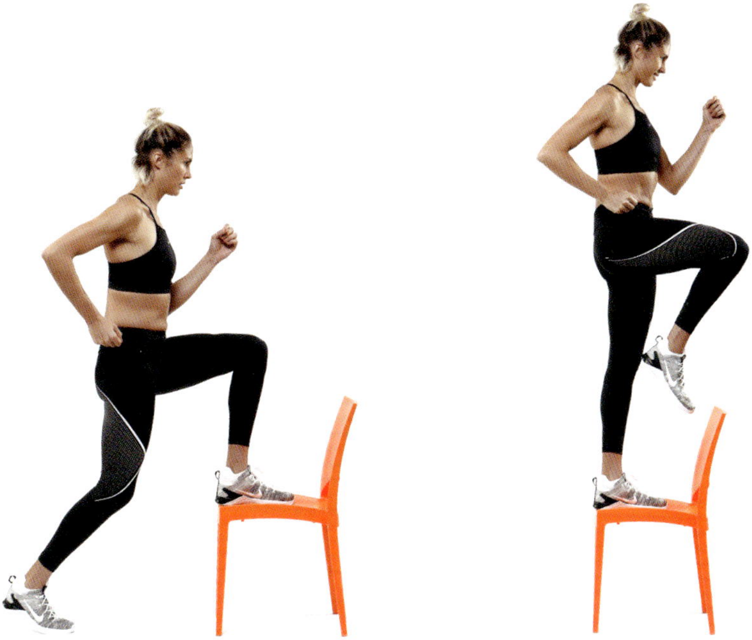

BEINE Workout 22

6 Minuten

3 Minuten • **WARM-UP 2** • Siehe Seite 158f.

1.

20 Sekunden • **Ausfallschritt nach hinten, abwechselnd** • 10 Sekunden Pause beim Hinlegen auf den Tisch

2.

20 Sekunden • **Rückwärtiges Beinstrecken am Tisch** • 10 Sekunden Pause beim Aufstehen

Diese Übungsreihe 6-mal wiederholen. Das Training mit Cool-down 2 beenden.

Hinweise

Ausfallschritt nach hinten: Im Stehen beginnen, Füße parallel. Ein Bein nach hinten bringen, das andere beugen. In die Startposition zurückkommen und die Seite wechseln.
Rückwärtiges Beinstrecken am Tisch: Auf den Tisch legen, die Beine gebeugt in der Luft. Die Beine heben und die Spannung 2 Sekunden lang halten.

1

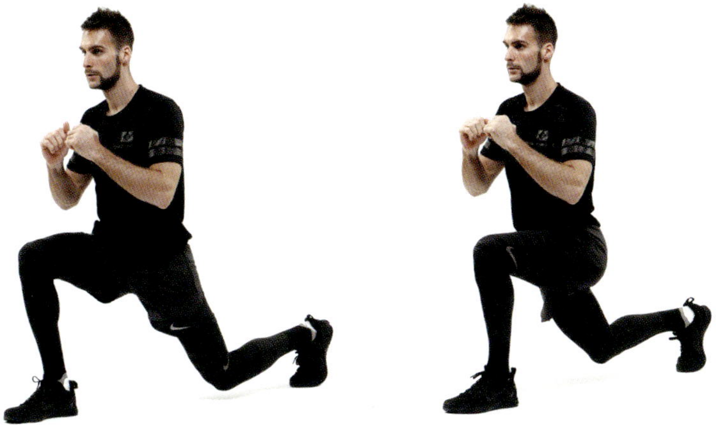

2

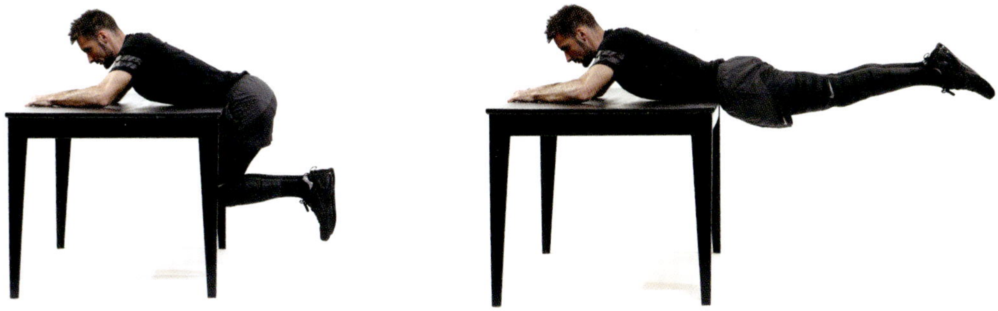

GANZER KÖRPER Workout 23 7 Minuten

2 Minuten • **WARM-UP 3** • Siehe Seite 160f.

1.

20 Sekunden • **Burpees**

2.

10 Sekunden • **Gesprungene Squats**

3.

10 Sekunden • **Push-up** • 20 Sekunden Pause

Diese Übungsreihe 6-mal wiederholen. Das Training mit Cool-down 2 beenden.

Hinweis

Burpees: In die Hocke gehen, die Hände auf den Boden platzieren, nach hinten springen, in die Brettposition kommen. Der ganze Körper bildet eine Linie. Einen Push-up ausführen. Zurück in die Brettposition, zu den Händen springen und zum Stehen kommen und einen Strecksprung ausführen. Die Bauchmuskeln bleiben dabei angespannt.

1

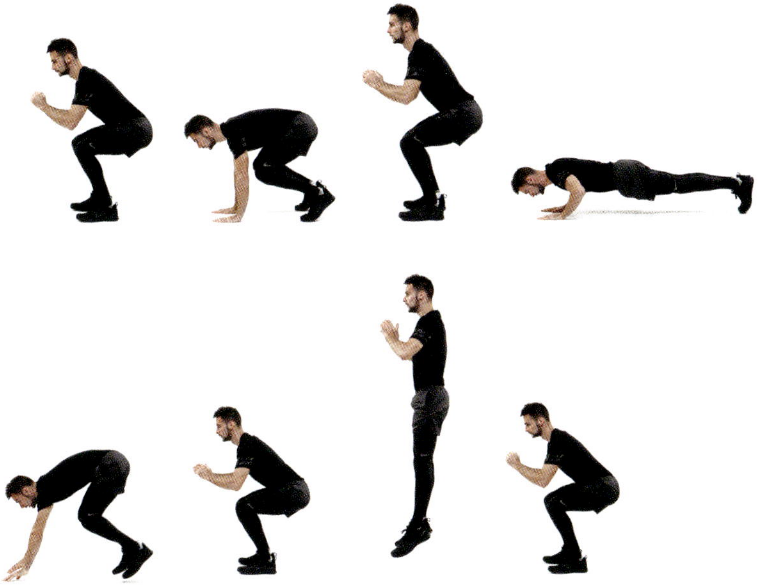

2

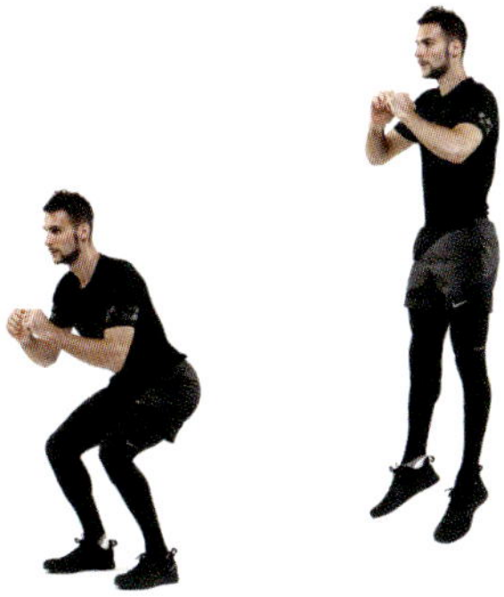

2

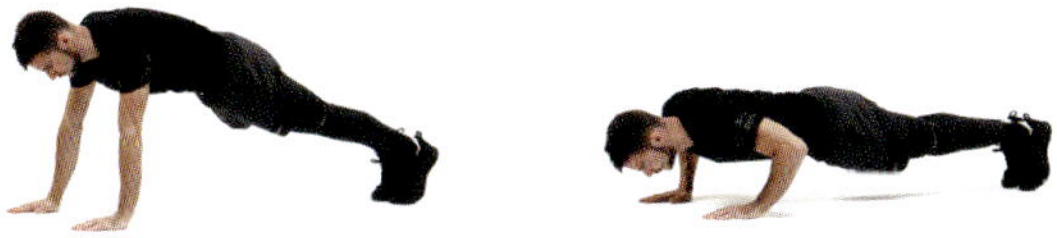

GANZER KÖRPER Workout 24

7 Minuten

2 Minuten • **WARM-UP 3** • Siehe Seite 160f.

1.

30 Sekunden • **Gesprungene Squats + Schulterdrücken** • 10 Sekunden Pause beim Hinlegen

2.

10 Sekunden • **Dynamisches Brett mit Sprung** • 10 Sekunden Pause beim Aufstehen

Diese Übungsreihe 7-mal wiederholen. Das Training mit Cool-down 2 beenden.

Hinweise

Gesprungene Squats + Schulterdrücken: In jede Hand eine 1,5-Liter-Wasserflasche nehmen und in Schulterhöhe halten. In die Hocke gehen und dynamisch nach oben springen. Währenddessen die Flaschen nach oben drücken.

Dynamisches Brett mit Sprung: In der Liegestützposition beginnen. Einen Arm in die Horizontale strecken und gleichzeitig abspringen. In die Ausgangsposition zurückkommen und beim nächsten Sprung die Seite wechseln. Bauch und Beckenboden sind angespannt.

1

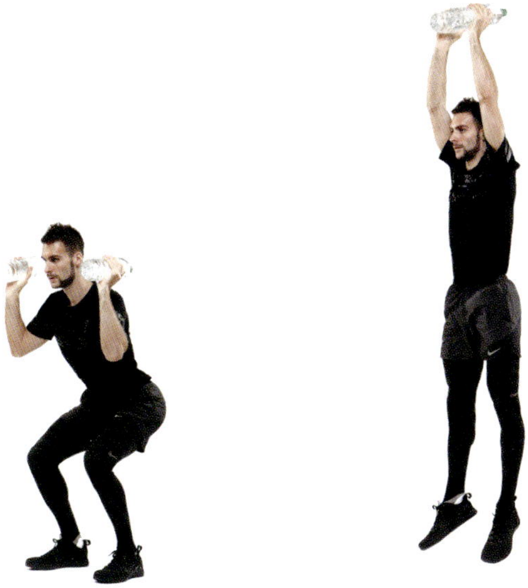

Mit zwei 1,5-Liter-Flaschen

2

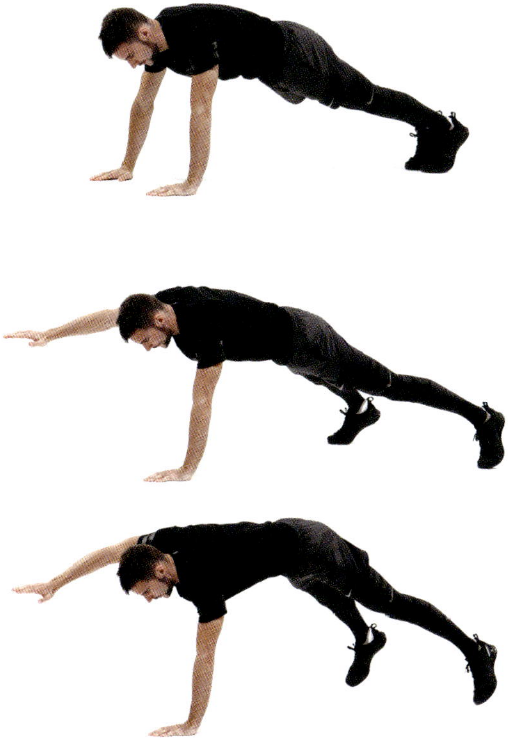

GANZER KÖRPER Workout 25

7 Minuten

2 Minuten • **WARM-UP 3** • Siehe Seite 160f.

1.

20 Sekunden • **Einbeinige Burpees, rechts**

20 Sekunden • **Einbeinige Burpees, links**

2.

10 Sekunden • **Bergsteiger** • 10 Sekunden

Diese Übungsreihe 7-mal wiederholen. Das Training mit Cool-down 2 beenden.

Hinweise

Einbeinige Burpees: Bei dieser Übung wird ein Bein die ganze Zeit angehoben. In die Hocke gehen, die Hände auf den Boden platzieren, nach hinten springen, in die Brettposition kommen. Der ganze Körper bildet eine Linie. Einen Push-up ausführen. Zurück in die Brettposition, zu den Händen springen und zum einbeinigen Stehen kommen. Mit einem Bein in die Luft springen.

Bergsteiger: Eine Liegestützposition einnehmen und dynamisch und abwechselnd die Knie anziehen. Das Becken bleibt fixiert.

1

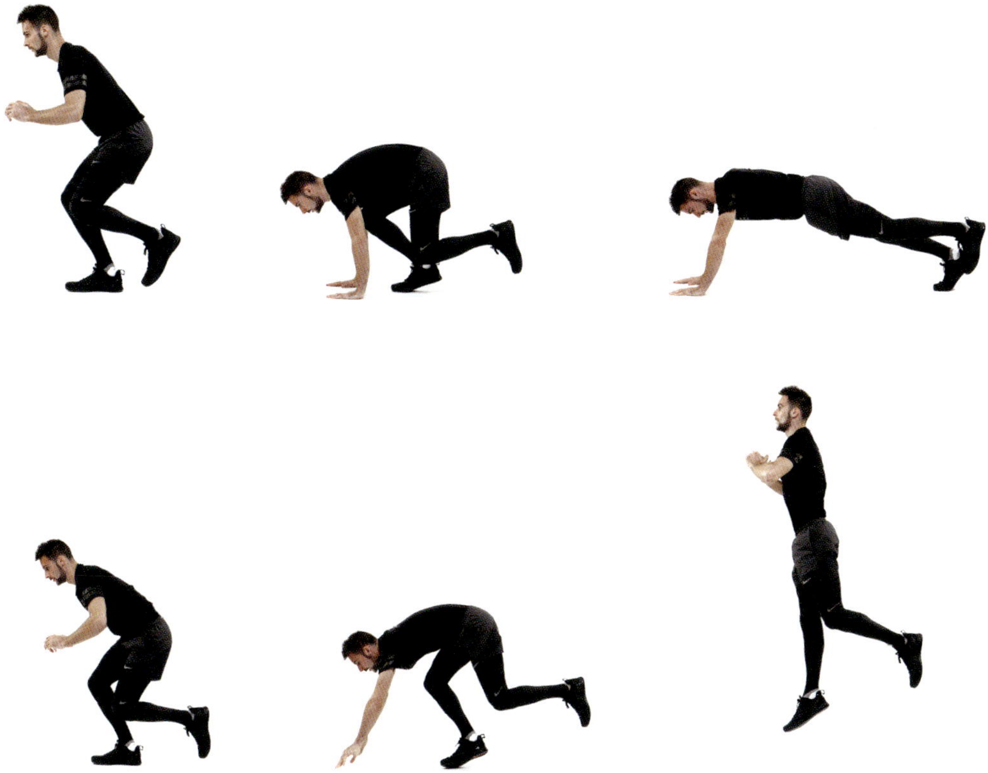

2

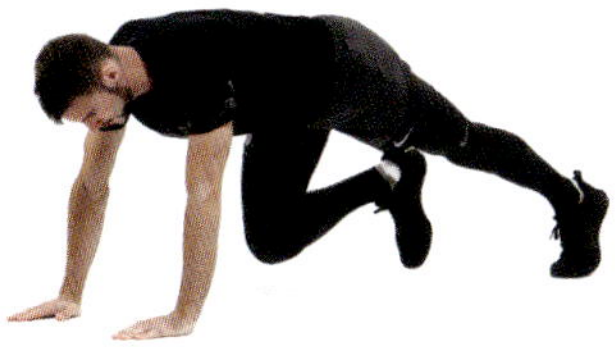

GANZER KÖRPER Workout 26

7 Minuten

2 Minuten • **WARM-UP 3** • Siehe Seite 160f.

1.

15 Sekunden • **Ausfallschritt rückwärts, links + Schulterdrücken mit Knieheben**

15 Sekunden • **Ausfallschritt rückwärts, rechts + Schulterdrücken mit Knieheben**

2.

10 Sekunden • **Gesprungener Ausfallschritt + Schulterdrücken** • 20 Sekunden Pause

Diese Übungsreihe 7-mal wiederholen. Das Training mit Cool-down 2 beenden.

Hinweise

Ausfallschritt rückwärts: In jede Hand eine 1,5-Liter-Wasserflasche nehmen und auf Schulterhöhe halten. Ein Bein weit nach hinten bringen und das andere Bein beugen. Kraftvoll abstoßen, das Knie hochziehen und die Arme nach oben strecken. Das andere Knie bleibt fixiert. Die Position 1 Sekunde halten.

Gesprungener Ausfallschritt: Bei jedem Sprung so hoch wie möglich springen und die Arme nach oben strecken. Dabei die Seite wechseln.

1

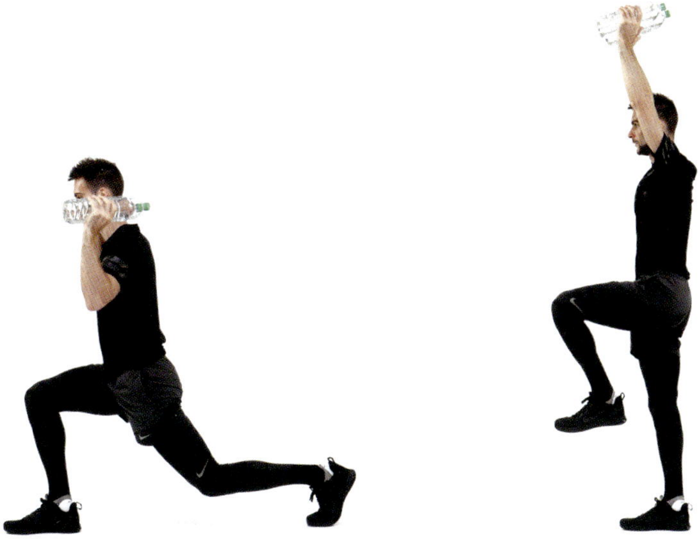

2

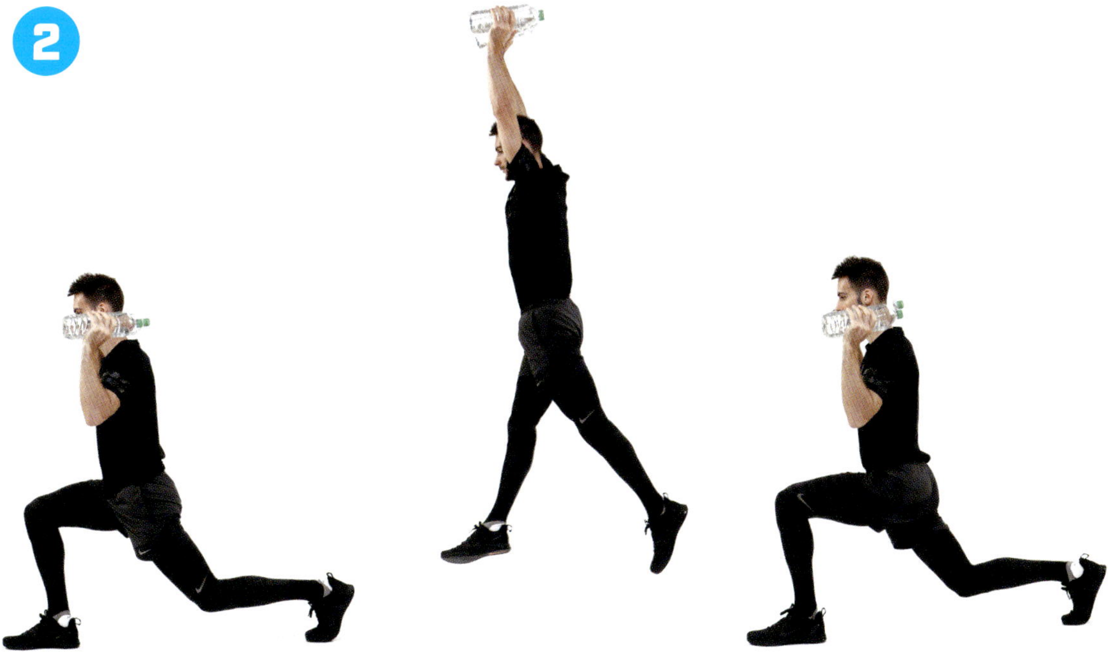

GANZER KÖRPER Workout 27

7 Minuten

2 Minuten • **WARM-UP 3** • Siehe Seite 160f.

1.

15 Sekunden • **Gesprungener Snatch, rechts**

15 Sekunden • **Gesprungener Snatch, links**

2.

15 Sekunden • **Dynamisches Knieheben mit Schulterstreckung** • 15 Sekunden Pause

Diese Übungsreihe 7-mal wiederholen. Das Training mit Cool-down 2 beenden.

Hinweise

Snatch: Eine 1,5-Liter-Wasserflasche in die Hand nehmen. Nach vorne beugen, sodass die Flasche den Boden berührt. Dabei geradeaus schauen und den Rücken gerade halten. Die Flasche explosiv nach oben ziehen, indem der Ellbogen nach oben zieht. Gleichzeitig die Knie strecken und abspringen. Wenn die Flasche auf Höhe der Schultern ist, den Arm strecken und die Flasche nach oben drücken.

Knieheben mit Schulterdrücken: Das rechte Knie heben, gleichzeitig den linken Arm mit der Flasche ausstrecken und umgekehrt. Die Bewegung ist dynamisch und wird nicht unterbrochen.

1

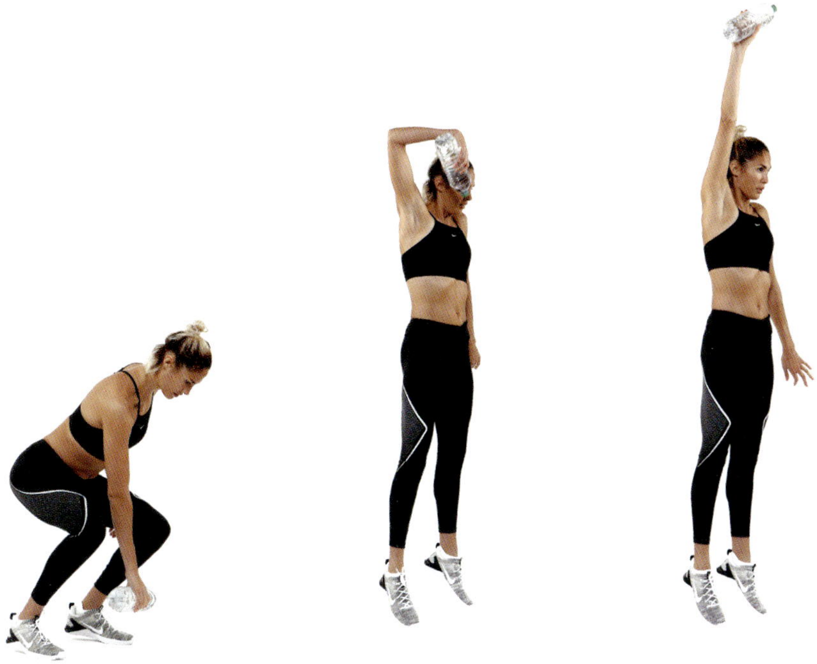

2

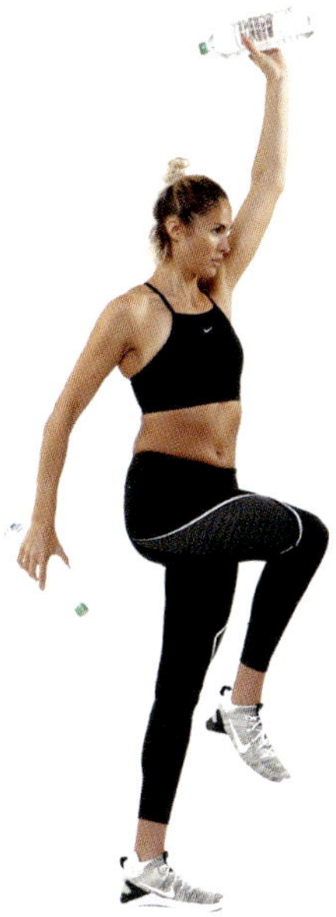

BAUCH Workout 28

8 Minuten

1 Minute • **WARM-UP 4** • Siehe Seite 162f.

1.

30 Sekunden • **Side Plank, links**

30 Sekunden • **Side Plank, rechts**

2.

45 Sekunden • **Scheibenwischer** • 15 Sekunden Pause

Diese Übungsreihe 4-mal wiederholen. Das Training mit Cool-down 3 beenden.

Hinweise

Bei allen Übungen sind Bauch und Beckenboden angespannt.

Side Plank: Seitlich auf einen Ellbogen stützen. Oberschenkel, Hüfte und Schulter bilden eine Linie. Hüfte anheben. Bauch und Beckenboden angespannt halten. Position halten.

Scheibenwischer: Auf den Rücken legen, die Arme seitlich ausgestreckt, die Beine gestreckt. Die Beine zu einer Seite absenken, so tief wie möglich, ohne den Boden zu berühren. 1 bis 2 Sekunden in der unteren Position halten und dann zur anderen Seite bewegen.

1

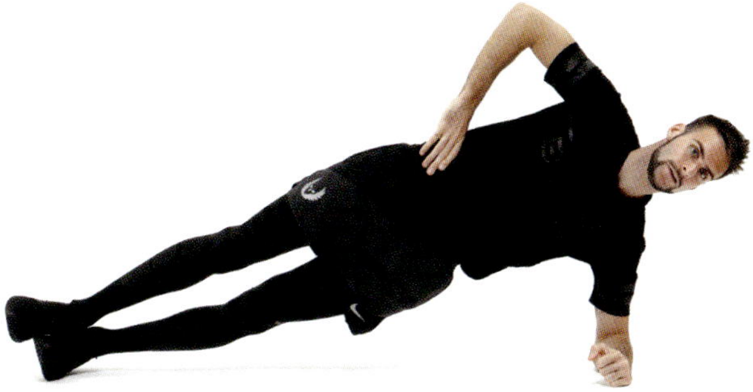

2

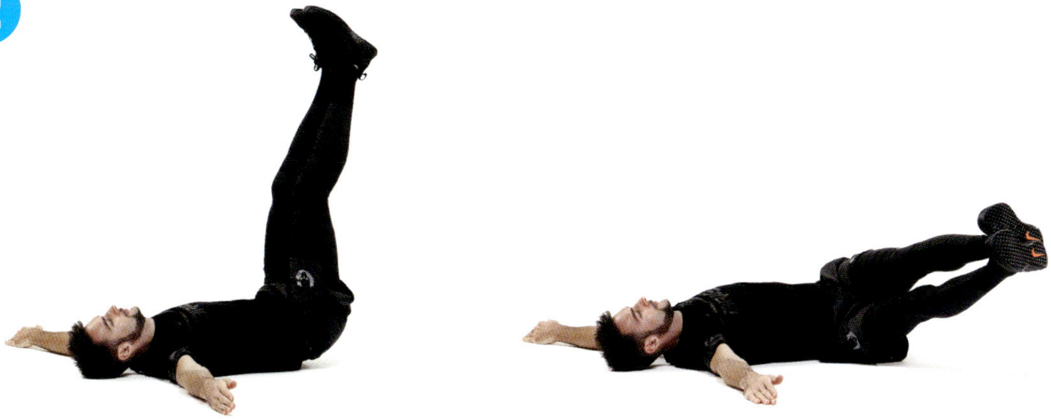

BAUCH Workout 29

8 Minuten

1 Minute • **WARM-UP 4** • Siehe Seite 162f.

1.

30 Sekunden • **Brett + diagonaler Crunch** • 10 Sekunden Pause

2.

30 Sekunden • **Brett auf Step** • 10 Sekunden Pause

3.

30 Sekunden • **Crunches** • 10 Sekunden Pause

4-mal wiederholen. Das Training mit Cool-down 3 beenden.

Hinweise

Bei allen Übungen bleiben Bauch und Beckenboden angespannt.

Brett + diagonaler Crunch: Eine Liegestützposition einnehmen. Die Hände etwas vor die Schultern bringen. Das rechte Knie und die linke Hand zusammenbringen und umgekehrt. Das Becken so wenig wie möglich bewegen.

Brett auf Step: Mit den Füßen auf ein Step stellen, die Hände etwas weiter vor den Schultern auf dem Boden platzieren. Der ganze Körper ist in einer geraden Linie, Spannung halten.

Crunches: Auf den Rücken legen, die Beine gebeugt und die Füße aufgestellt, die Hände hinter den Ohren. Bauchmuskeln anspannen, die Schultern vom Boden abheben.

1

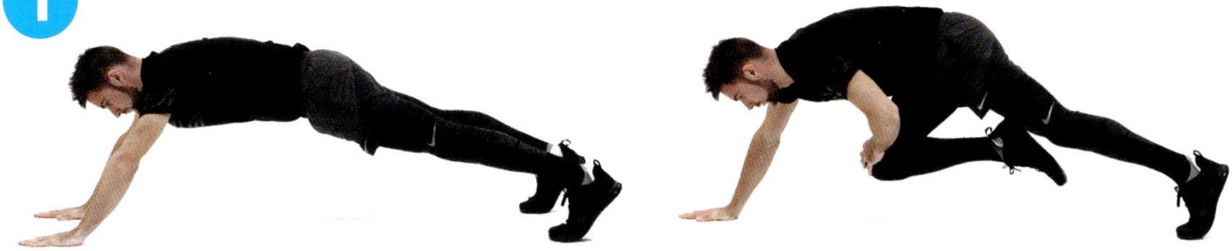

2

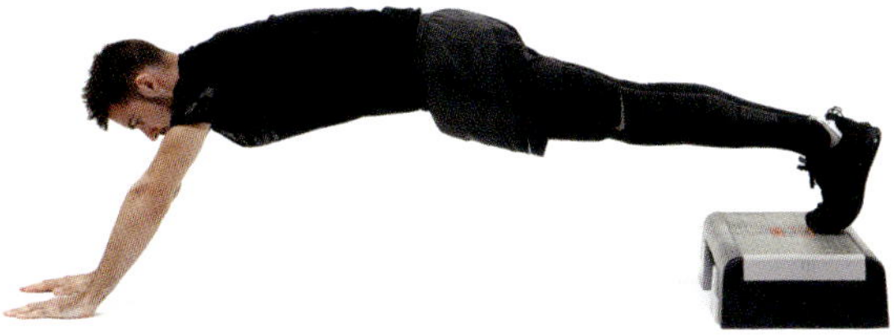

3

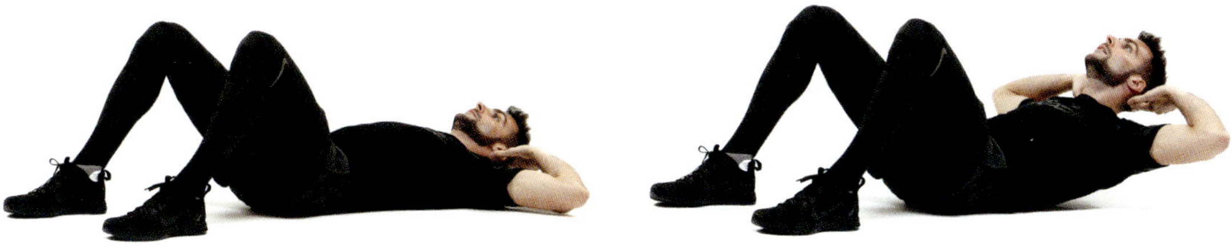

BAUCH Workout 30

8 Minuten

1 Minute • WARM-UP 4 • Siehe Seite 162f.

1.

20 Sekunden • **Brett, Hände vor den Schultern**

2.

20 Sekunden • **Plank, Ellbogen vor den Schultern**

3.

20 Sekunden • **Bergsteiger**

4.

30 Sekunden • **Crunches** • 30 Sekunden Pause

4-mal wiederholen. Das Training mit Cool-down 3 beenden.

Hinweise

Brett, Hände vor den Schultern: Liegestützposition einnehmen. Die Hände weit vor die Schultern bringen und halten.
Plank, Ellbogen vor den Schultern: In die Plank übergehen, Füße nach hinten gleiten lassen.
Bergsteiger: Dynamisch und abwechselnd die Knie anziehen. Das Becken bleibt fixiert.
Crunches: Auf den Rücken legen, die Füße aufgestellt, die Hände hinter den Ohren. Bauchmuskeln anspannen, die Schultern vom Boden abheben.

1

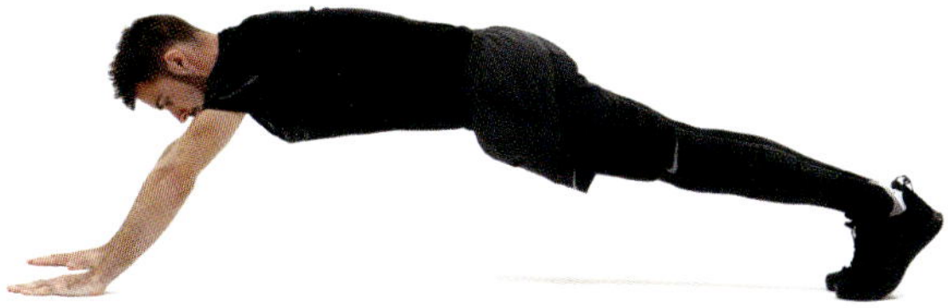

2

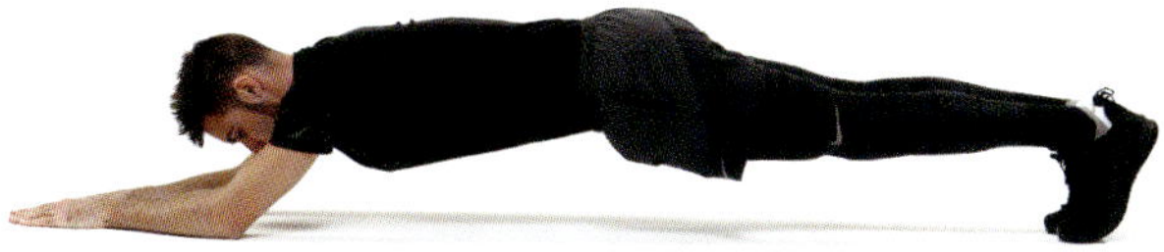

3

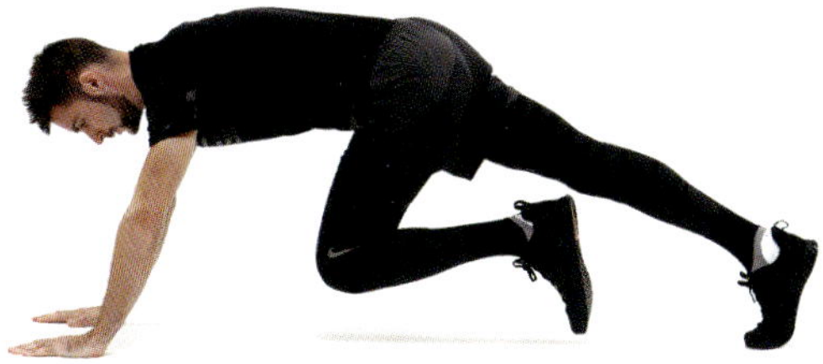

4

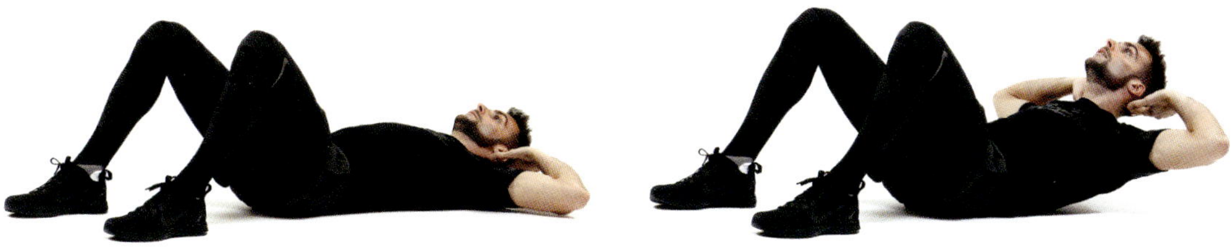

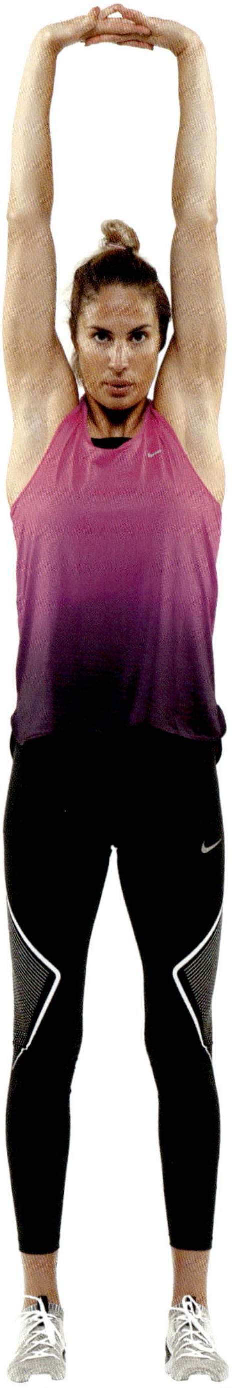

COOL-DOWN

Cool-down

COOL-DOWN Cool-down 1

1 Minute

1.

15 Sekunden • **Rücken und Schultern dehnen**

2.

10 Sekunden • **Rechten Trizeps dehnen**

10 Sekunden • **Linken Trizeps dehnen**

3.

10 Sekunden • **Bizeps und Unterarme dehnen**

4.

15 Sekunden • **Brustmuskeln dehnen**

Hinweise

Rücken und Schultern dehnen: Beide Hände auf einen Tisch legen. Die Arme nach unten und das Gesäß nach hinten schieben. Ruhig weiteratmen.

Trizeps dehnen: Einen Arm über den Kopf heben und den Ellbogen beugen. Mit der anderen Hand den Ellbogen gegen den Kopf drücken.

Bizeps und Unterarme dehnen: Auf den Boden knien, die Hände auf dem Boden, die Finger zeigen zu den Knien. Das Gesäß leicht nach hinten schieben, um die Dehnung zu steigern.

Brustmuskeln dehnen: Die Hände hinter dem Rücken verschränken und die Arme strecken. Die Brust herausstrecken und leicht nach oben schauen.

1

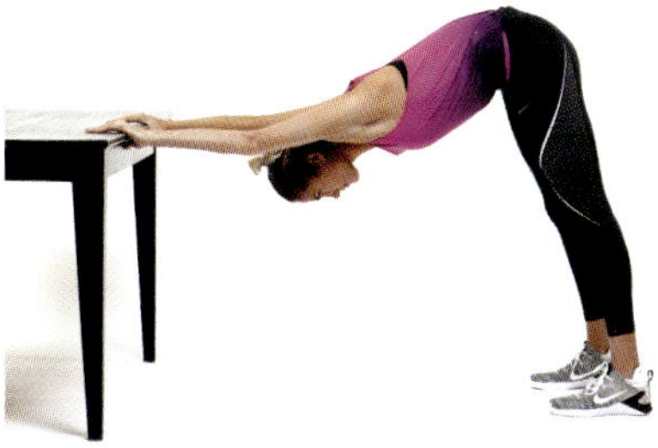

2

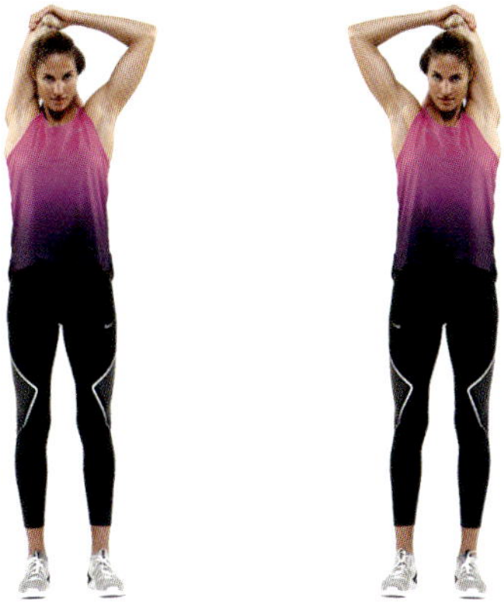

3

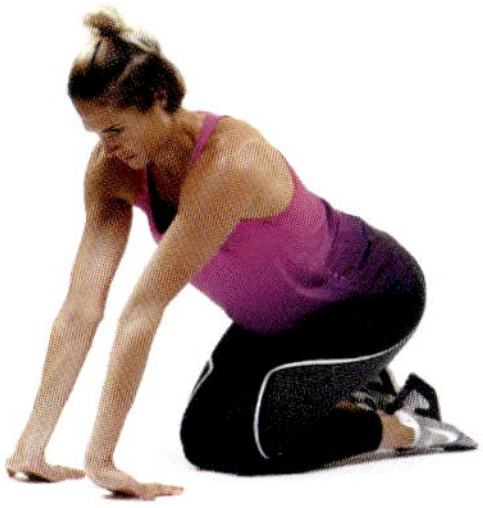

4

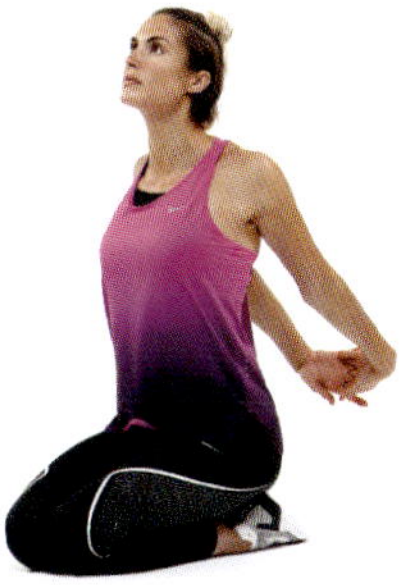

COOL-DOWN Cool-down 2

1 Minute

30 Sekunden • **Gehen am Platz, dabei tief atmen**

1.

15 Sekunden • **Rücken und Schultern dehnen**

2.

15 Sekunden • **Strecken**

Hinweise

Rücken dehnen: Beide Hände auf einen Tisch legen. Mit den Armen nach unten und mit dem Gesäß nach hinten schieben. Dabei ruhig weiteratmen.

Strecken: Eine aufrechte Position einnehmen, die Fersen fest im Boden. Die Arme so hoch wie möglich nach oben strecken.

1

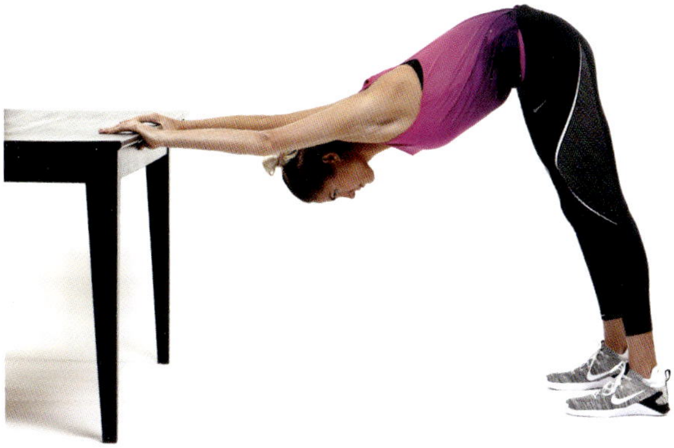

2

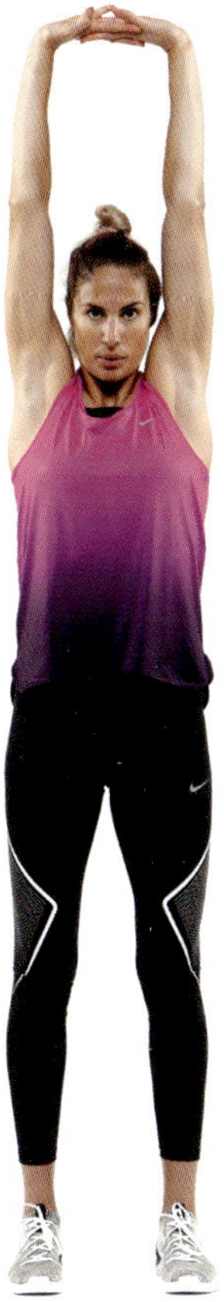

COOL-DOWN Cool-down 3 — 1 Minute

1.

15 Sekunden • **Rücken dehnen**

2.

15 Sekunden • **Bauchmuskeln dehnen**

3.

15 Sekunden • **Rücken dehnen**

4.

15 Sekunden • **Bauchmuskeln dehnen**

Hinweise

Rücken dehnen: Auf den Rücken legen und die Beine fest an den Bauch ziehen.

Bauchmuskeln dehnen: Ausgestreckt auf dem Rücken und beide Hände weit über den Kopf strecken.

1

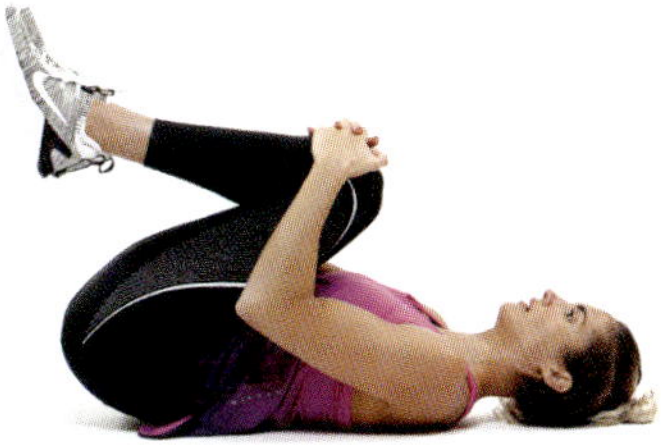

2

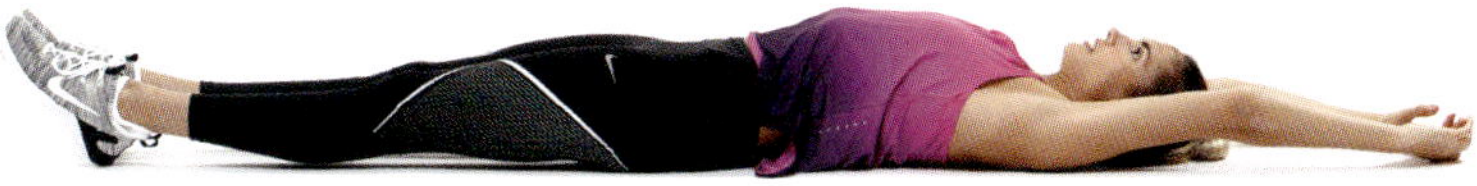

3

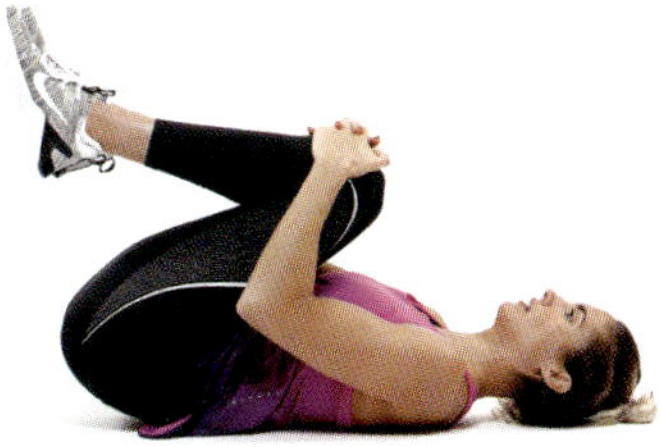

4

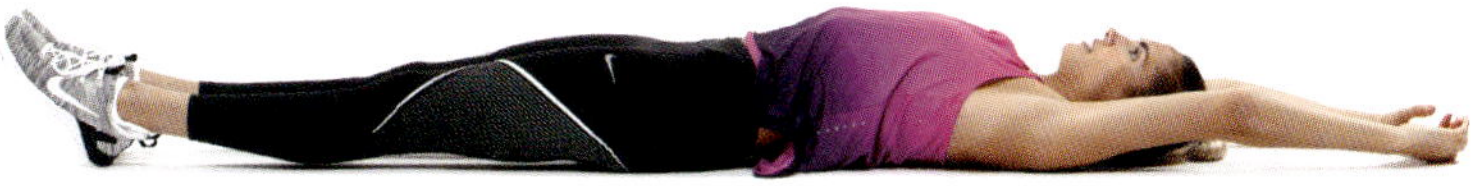

Dank

Ein großes Dankeschön an Élodie Cluvel und Valentin Belaud für ihren Beitrag und ihre Sympathie.

Und ich danke ganz besonders meiner Frau Vanessa, die sich die Zeit genommen hat, jede Übungseinheit in diesem Buch mit verschiedenen Teilnehmern (mit Jugendlichen, Senioren, Sportlern) auszuprobieren, sodass die Übungen noch klarer und effizienter wurden. Danke, dass du mich in meinen Projekten ermutigst und unterstützt.

Literaturverzeichnis

BOMPA, T.: Périodisation de l'entraînement: programme pour 35 sports. Vigot, April 2007.

GIBALA, M.: The One Minute Workout. Avery, Februar 2017.

LEGEARD, E.: Musculation, les fondamentaux pour tous. Amphora, April 2008.

LEGEARD, E.: Force: Entraînement & musculation. Amphora, Juni 2005.

MAURELLI, O.; PARIETTI, B.; PRADET, M.: Le Gainage pour le sportif. Amphora, Januar 2017.

MAURELLI, O.; PARIETTI, B.; VOUILLOT, M.: L'Haltérophilie au service de la préparation physique et de la performance sportive. Amphora, Mai 2015.

PERLMUTTER, D.: Ces glucides qui menacent notre cerveau. Marabout, Februar 2015.

POURCELOT, C.: La Bible de la musculation au poids de corps. Amphora, März 2018.

POURCELOT, C.; VIDAL, M.: HIIT, entraînement fractionné à haute intensité. Amphora, November 2016.

REISS, D.; PRÉVOST, P.: La Bible de la préparation physique. Amphora, Mai 2017.

Übungsregister

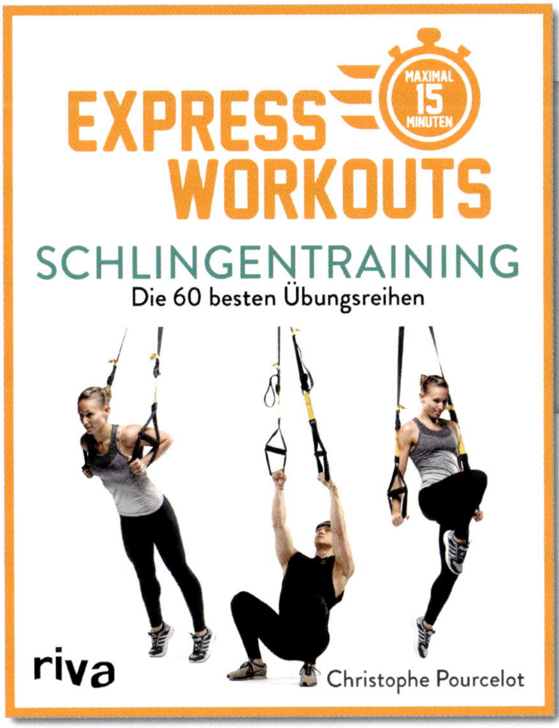

Auch als **E-Book** erhältlich

176 Seiten
14,99 € (D) | 15,50 € (A)
ISBN 978-3-7423-1220-4

Christophe Pourcelot

Express-Workouts – Schlingentrainer

Die 60 besten Übungsreihen

Schlingentrainer sind heute in fast allen Fitnessstudios zu finden. Aufgrund ihrer praktischen und flexiblen Handhabung kann aber auch zu Hause oder draußen mit den Schlingen trainiert werden. Christophe Pourcelot, Athletiktrainer der die französische Nationalpolizei, stellt in seinem Buch 60 effektive Workouts vor, die jeweils höchstens 15 Minuten Zeit in Anspruch nehmen. An den Schlingen werden nicht nur Kraft, Koordination und Balance verbessert, auch die sonst weniger beanspruchten Muskelgruppen können gezielt aktiviert werden. Alle Workouts sind komplett bebildert, für jeden Trainingslevel geeignet und überall durchführbar – egal, ob zu Hause oder im Fitnessstudio.

riva

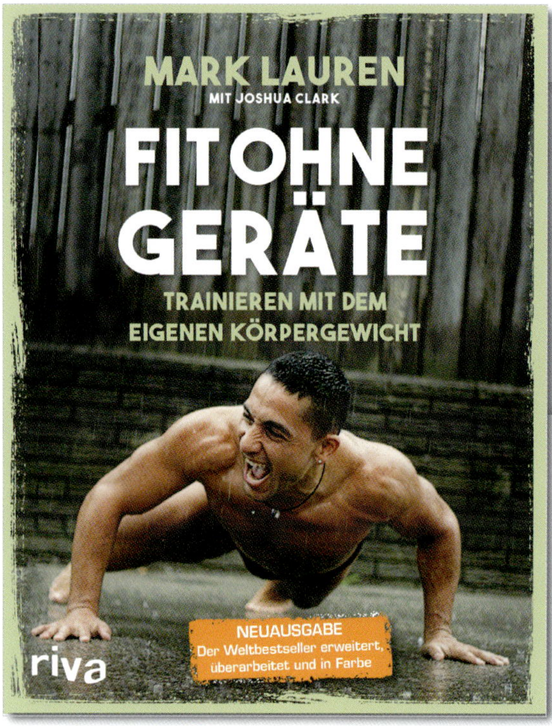

Auch als **E-Book** erhältlich

272 Seiten
19,99 € (D) | 20,60 € (A)
ISBN 978-3-7423-0411-7

Mark Lauren
Joshua Clark

Fit ohne Geräte

Trainieren mit dem eigenen Körpergewicht

Mit seinem Weltbestseller *Fit ohne Geräte*, der in 12 Sprachen erschien und sich weltweit millionenfach verkaufte, wurde der ehemalige Militärausbilder Mark Lauren quasi über Nacht zu einer Fitnessikone. Er entwickelte ein extrem effizientes Trainingskonzept, das nur das eigene Körpergewicht als Widerstand nutzt. Die Übungen sind auf kleinstem Raum durchführbar und erfordern ein Minimum an Zeit: Viermal pro Woche 30 Minuten hochintensiv trainieren genügt, um in Rekordzeit schlank, stark und topfit zu werden. Dieses Trainingskonzept erwies sich als perfekt für die heutige Zeit und hat einen riesigen weltweiten Trend ausgelöst: das Bodyweight-Training. Ob zu Hause, in einem Hotelzimmer oder im Büro – trainieren kann man überall. Ohne Geräte. Ohne Mitgliedschaft in einem Fitnessstudio. Auch Vorbereitungszeit ist nicht nötig, dieses Buch genügt.

riva

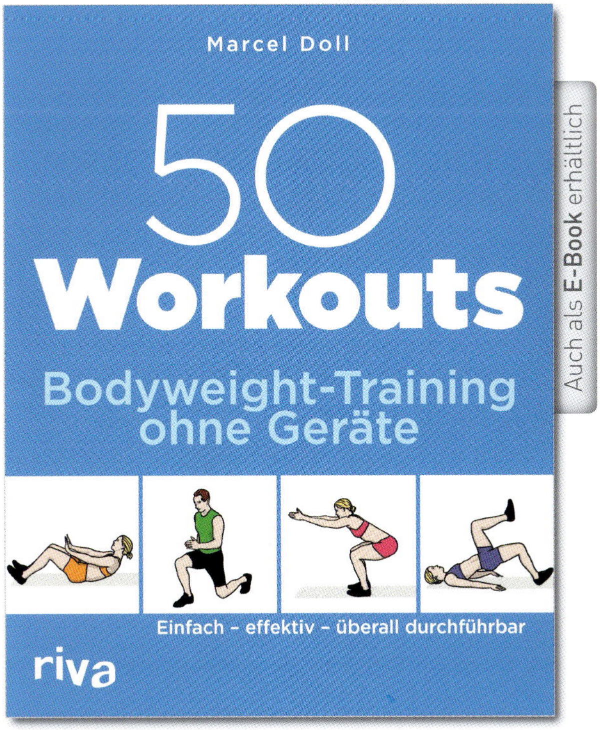

144 Seiten
9,99 € (D) | 10,30 € (A)
ISBN 978-3-7423-0172-7

Marcel Doll

50 Workouts – Bodyweight-Training ohne Geräte

Einfach – effektiv – überall durchführbar

Was braucht man, um schnell und effektiv zu trainieren, Muskeln aufzubauen und den ganzen Körper zu kräftigen? Nichts als sein eigenes Körpergewicht. Marcel Doll präsentiert in diesem Buch die 50 besten Bodyweight-Workouts und zeigt, wie einfach es ist, ohne zusätzliche Geräte fit zu werden oder zu bleiben. Ob definierte Arme, ein flacher Bauch, straffe Beine oder Ganzkörperworkouts – dieser Fitnessratgeber bietet eine breite Auswahl an unterschiedlichen Trainingsschwerpunkten. Die Workouts dauern zwischen 15 und 45 Minuten und sind mit Dauer und Trainingsplan übersichtlich dargestellt und komplett illustriert. Zudem sind alle Übungen in einem Extrakapitel nochmals ausführlich beschrieben. Mit diesen Workouts kann überall und jederzeit trainiert werden – egal, ob zu Hause, im Fitnessstudio oder im Freien.

riva